MON CAHIER VENTRE HEUREUX

— Dr LAURE HYVERNAT —

ILLUSTRATIONS
INTÉRIEUR : MADEMOISELLE ÈVE
COUVERTURE : ISABELLE MAROGER

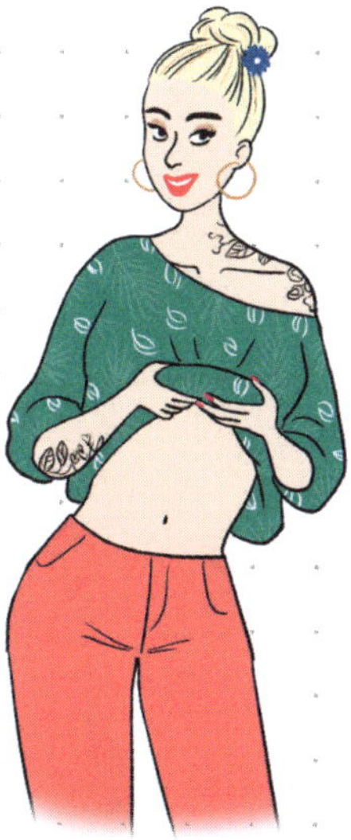

SOLAR EDITIONS

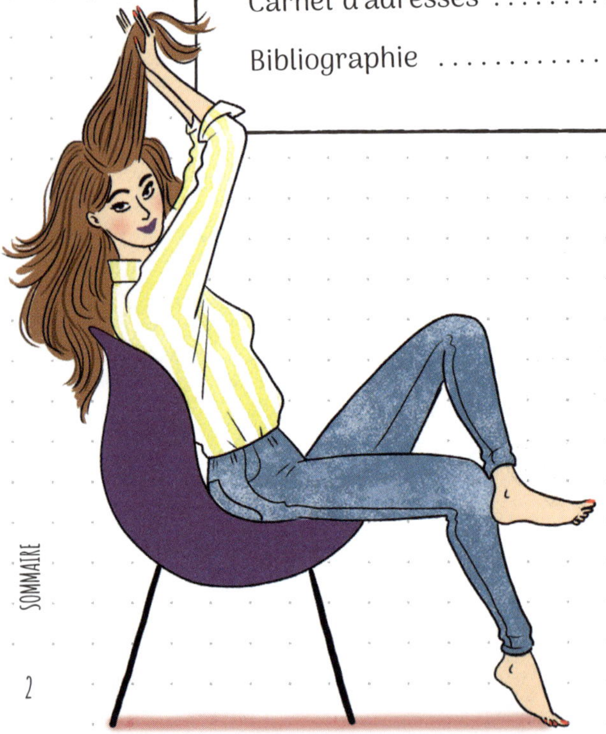

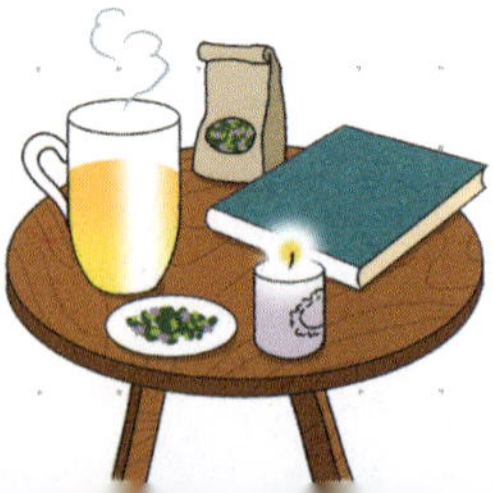

INTRODUCTION

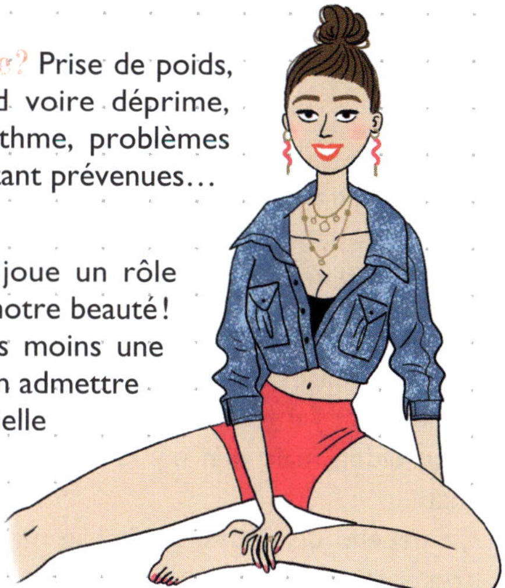

Et si tout venait vraiment de votre ventre? Prise de poids, ballonnements, maux de ventre, bad mood voire déprime, manque de vitalité, règles douloureuses, asthme, problèmes de peau, acné, eczéma… Hippocrate nous avait pourtant prévenues… « Tout commence dans notre ventre » !

Bien plus qu'une petite usine à digérer, le ventre joue un rôle central dans notre santé, notre bien-être, mais aussi notre beauté ! Ce tube digestif d'apparence si basique n'en est pas moins une organisation ultracomplexe et très sensible. Il faut bien admettre que notre alimentation hypertransformée et industrielle composée d'ingrédients pas vraiment naturels a mis à mal notre belly. Si l'on y ajoute une dose quotidienne de stress, nos états émotionnels et les médicaments gobés pour effacer les petits bobos de notre vie, c'est tout un équilibre qui s'effondre !

Ce cahier va vous initier aux superpouvoirs de votre belly et vous révéler tous les secrets pour le chouchouter comme il le mérite ! J'ai élaboré pour vous la méthode Happy Belly, qui consiste en un programme complet et holistique. Cette méthode va permettre à chaque petit bidon de retrouver son équilibre.

Augmenter votre vitalité, faciliter votre digestion, booster votre immunité, stimuler votre métabolisme, harmoniser votre cycle et même illuminer votre peau… Cette méthode va vous apprendre à manger de manière personnalisée en fonction de votre belly profil pour apporter le maximum de nutriments adéquats au bon fonctionnement de votre ventre, tout en restant à l'écoute de vos envies et de vos besoins. #alimentationintuitive

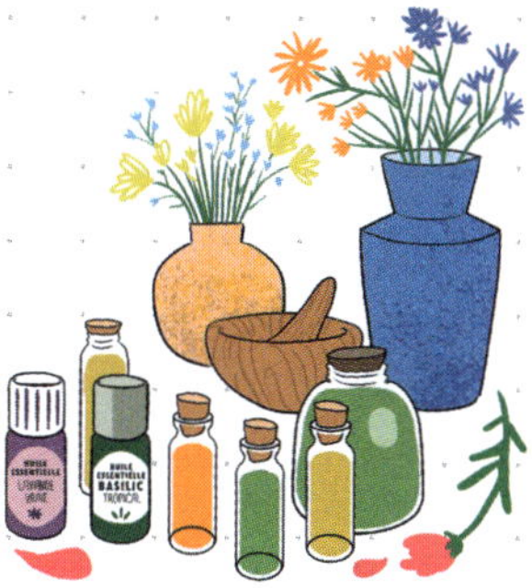

Découvrez des rituels de naturopathie, des conseils détox, des recommandations de plantes médicinales et d'huiles essentielles bien ciblées pour vous aider à adopter la routine Happy Belly dans votre quotidien !

Et puisque nous ne pouvons dissocier le corps du mental, des rituels selfcare viendront compléter ce coaching holistique grâce à des techniques de relaxation qui calmeront votre mental et à des exercices de visualisation ou de journaling qui vous aideront à digérer les émotions douloureuses qui sommeillent en vous et à faire enfin la paix avec votre ventre.

TEST

QUELLE BELLY GIRL ÊTES-VOUS ?

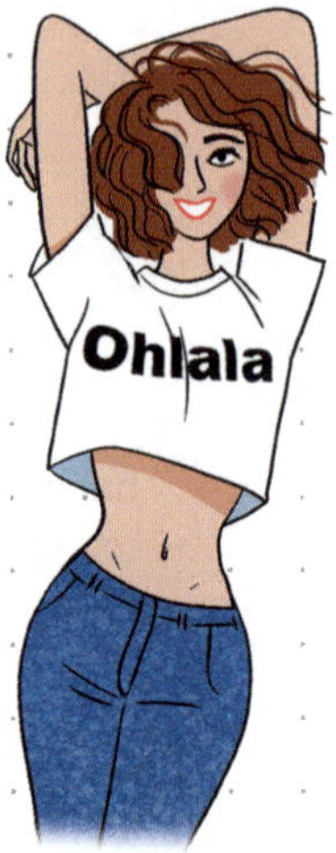

Comment ça se passe dans votre ventre ? Cela en dit beaucoup sur vous, sur vos émotions, sur votre façon de traverser la vie, de prendre soin de vous… Et comme chaque ventre est unique, avant de commencer, décodons votre belly profil…

Votre alimentation…

△ Healthy oblige ! Sans gluten, sans lactose… : j'ai tout essayé pour soigner mon bidon mais rien n'y fait… je digère mal !

○ Ça dépend des jours. Parfois je mange très sain et puis subitement je craque et je mange n'importe quoi !

✕ Je t'aime moi non plus. J'aime manger, et ma balance un peu moins !

□ Pas le temps de mijoter des petits plats tous les jours. Heureusement, les plats tout prêts existent !

Votre pause déj'…

□ Un sandwich chopé à la boulangerie entre 2 réunions. En 30 minutes max c'est réglé. Mais coup de barre garanti en début d'après-midi !

△ Une lunch box complète et équilibrée – légumes, féculents et protéines ! Sinon j'ai le ventre à l'envers !

✕ Le petit resto du coin, c'est notre cafèt' avec les collègues. Je craque souvent sur leurs desserts maison… !

○ Je prends un déj' plutôt light, mais je craque sur les petits biscuits au bureau et à la maison. Toujours un truc à grignoter !

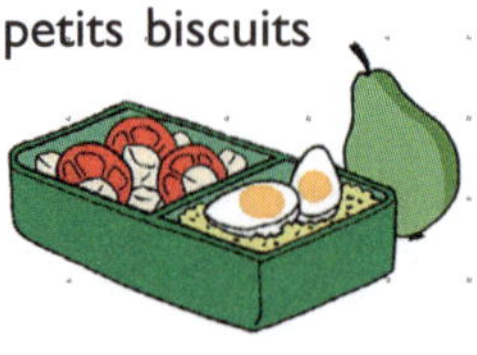

Question fringales…

○ Les craquages (et les sautes d'humeur) sont les meilleurs amis de mes règles…

□ En période de stress, j'ai tendance à manger davantage.

✕ J'ai des fringales en permanence ! Je suis une vraie gourmande. Je crois que j'ai faim non-stop !

△ Un fruit, des noisettes ou une barre énergétique… Vive le snacking pour me rebooster !

Votre digestion…

○ Elle est très sensible pendant mes règles.

△ C'est mon pire cauchemar (ballonnements, maux de ventre, diarrhée, constipation…). Ça me pourrit la vie !

✕ C'est simple : ce que je mange, je le stocke ! Bonjour les kilos en trop ! Mon système digestif est en grève…

□ Tutto bene ! Mais je ressens souvent des coups de pompe après le repas, est-ce normal ?

Question relaxation…

□ C'est un moment rare. Je n'ai jamais le temps de prendre soin de moi, et ça me stresse !

△ Méditation, sport et moments selfcare font partie intégrante de ma routine sinon c'est la crise.

○ J'en aurais bien besoin, surtout au moment de mes règles – syndrome prémenstruel quand tu nous tiens!

× Mon plat préféré + un bon film = mon moment cocooning à moi!

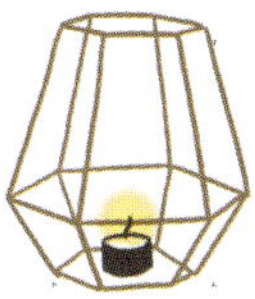

Question stress…

□ Je gère mal mon stress. J'ai peu de temps pour moi, je suis éreintée mais j'essaie de tenir le choc… jusqu'à quand?

× Dès que je suis stressée, je me jette sur la nourriture! Le stress augmente mon appétit et me fait boulotter tout ce que je trouve (surtout quand c'est sucré!)

△ J'ai le ventre noué, ça se détraque à l'intérieur, et ça me met dans tous mes états.

○ Je deviens irritable et à fleur de peau, en particulier avant mes règles… Des montées de stress qui se répètent chaque mois!

Durant vos règles…

× J'ai des fringales incontrôlables et j'ai l'impression de prendre 5 kilos à chaque fois!

△ Mal au ventre, ballonnée comme jamais, détraquée du tube digestif et ultraémotive (je passe du rire aux larmes en un temps record…) Mes règles et moi ne sommes pas vraiment copines.

□ Complètement à plat, le ventre tendu…. Je resterais bien au fond de mon lit!

○ C'est la totale! Douleurs, peau grasse (coucou les boutons!), fringales et sautes d'humeur. Ne vous avisez pas de me contrarier!

Question sommeil…

○ J'ai une routine bien précise : coucher avant 22 heures, séance de méditation, extinction du portable à 20 heures. Le moindre grain de sable dans ce rituel perturbe mon sommeil, et je deviens irritable.

□ Je tourne dans mon lit, ressasse mes problèmes de la journée, angoisse au sujet de ceux à venir : «Ai-je préparé le sac de piscine de Zoé? Ai-je bien terminé mon PowerPoint pour demain?»

△ J'angoisse de me retrouver seule face à mes pensées… Je rêve beaucoup et ne me sens pas reposée : le matin, impossible de me réveiller!

× J'ai encore trop mangé, je me sens lourde quand je vais me coucher et je dors mal.

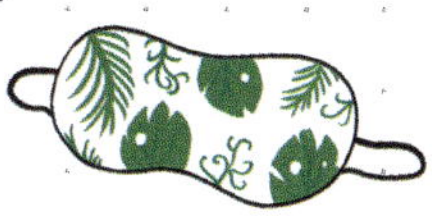

Question travail…

× Je doute souvent de mes capacités, je trouve toujours les autres meilleurs que moi et me dévalue. Même si mon entourage me trouve douée, je peux être dure avec moi-même.

□ Je suis overstressée : mes collègues m'oppressent, mon boss m'angoisse… J'ai tendance à m'éparpiller.

△ Je suis passionnée et créative, mais, sensible aux difficultés, je me rends parfois malade pour un rien…

○ Il m'arrive de poser des jours de congés au moment de mes règles. J'adapte mon travail en fonction de ces fluctuations d'énergie et d'humeur.

Votre sensibilité et vous…

△ Je suis une hypersensible : une simple critique peut me miner toute la journée.

× J'ai beaucoup de mal à lâcher prise ! Mes proches me reprochent souvent de partir au quart de tour, surtout avant l'heure du déj'.

□ J'ai appris à lâcher prise mais, en périodes de stress, ma sensibilité refait surface, un rien m'énerve !

○ Mon humeur est assez changeante, et très dépendante de mon cycle ; ça devient difficile à gérer pour moi et mon entourage.

Votre objectif santé number one pour votre bien-être actuellement :

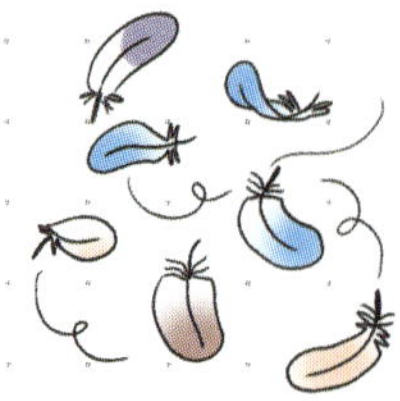

△ Canaliser mes émotions.

× Me débarrasser de mes kilos en trop.

□ Prendre du temps pour moi, me détendre et retrouver du peps.

○ Harmoniser ma vie, mes cycles, mon énergie.

FAITES VOS COMPTES !

×	□	△	○

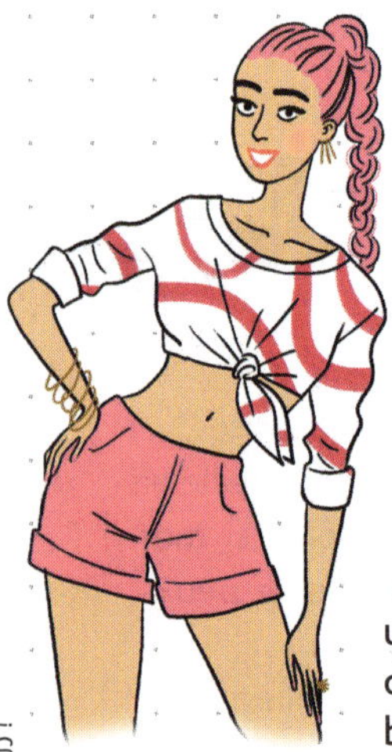

Vous avez une majorité de × : *La belly slim girl*

Votre problématique N° 1 : vous débarrasser de vos kilos et mincir pour de bon !

Un brin complexée par votre apparence, vous vous sentiriez mieux avec quelques kilos en moins. Votre transit est aussi lent que votre métabolisme, vous stockez tout ce que vous mangez ! Adepte des régimes et habituée de l'effet yoyo, vous ne savez plus quoi essayer pour perdre du poids… C'est simple, votre balance et vous êtes en froid ! Parfois émotive, vous vous consolez grâce à vos petits plats favoris. Vous êtes la reine du grignotage et du crumble poire-chocolat !

Mon conseil Happy Belly : Rendez-vous au chapitre 2 (p. 23) pour adopter une alimentation healthy décomplexée et dégommer ces kilos en trop pour de bon. Vous allez rester à l'écoute de votre véritable faim et, sans vous blâmer, apprendre à gérer vos fringales.

Vous avez une majorité de □ : *La belly girl stressée*

Votre problématique N° 1 : vous détendre et retrouver la sérénité durablement.

Working girl au rythme de vie intense, vous somatisez votre stress au niveau du ventre. Diarrhées, brûlures d'estomac, spasmes… et bien d'autres maux vous assaillent ! Votre intérieur est le reflet de votre vie à 100 à l'heure. Aussitôt mangé, aussitôt évacué. Un transit ultraspeed qui n'assimile pas grand-chose sur son passage. Vitalité dans les chaussettes, caféine sous perfusion ou thé matcha pour garder le tempo… vous êtes éreintée, surtout après les repas ! Vos multiples casquettes vous poussent à l'éparpillement. Un peu de détente vous ferait le plus grand bien !

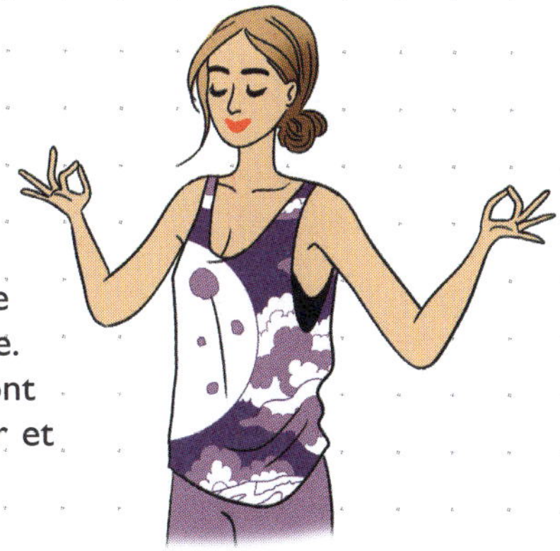

Mon conseil Happy Belly : Appuyez consciemment sur PAUSE de temps en temps pour vous reconnecter à vous-même. Un organisme sous pression constante ne peut pas tenir la route sur le long terme, et votre ventre sait vous rappeler à l'ordre. Des rituels et des programmes cocooning (p. 64) vous aideront à recharger les batteries pour retrouver un rythme où le plaisir et la détente font AUSSI partie de votre « tout-doux » liste.

Vous avez une majorité de △ : *La belly girl hypersensible*

Votre problématique N° 1 : gérer vos émotions et votre hypersensibilité.

Hyperballonnée, vous gonflez du matin au soir. Le ventre plat ? Connaît pas ! Ou bien ça coince ou ça fait mal, bref : votre digestion vous pourrit la vie !

Vous digérez mal, au sens propre comme au figuré. Hypersensible, vous prenez les choses parfois trop à cœur. Votre ressenti décuplé se centralise dans votre ventre, siège de votre intuition. À fleur de peau, impatiente, irritable, triste ou angoissée, vous êtes très émotive et avez du mal à gérer à la maison comme au bureau, vous gardez tout pour vous. Cela se traduit par un intestin détraqué, de l'eczéma, de l'asthme ou encore des infections récurrentes, puisque vous somatisez beaucoup. Très créative et intuitive, vous êtes appréciée pour vos bons conseils, votre empathie et votre sensibilité. Mais il vous arrive trop souvent de vous remettre en question et de douter de vous.

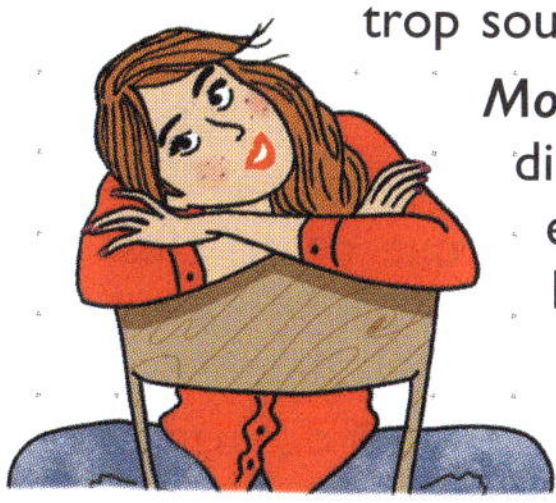

Mon conseil Happy Belly : Écoutez votre ventre, il a beaucoup à vous dire pour accepter votre sensibilité et en faire une véritable force en exerçant votre créativité dans votre métier ou à travers vos passions. Faites confiance à votre petite voix intérieure qui vous guide (voir p. 58). Mettez-vous au premier plan et prenez soin de votre ventre, vous êtes votre première alliée !

Vous avez une majorité de ○ : *La belly girl cyclique*

Votre problématique N° 1 : trouver un équilibre à chaque phase du cycle et gagner une belle énergie.

Il y a les jours avec et les jours « sang ». Vos cycles conditionnent presque toute votre vie – vos humeurs, votre vitalité et même votre efficacité et motivation dans votre job. Vous ressentez de nombreux cravings, surtout de sucre et surtout au moment des règles. Avec ces désordres digestifs par crises, votre énergie fluctue. Vous êtes très sensible aux pics de stress et subissez des sautes d'humeur assez marquées.

Mon conseil Happy Belly : Soyez à l'écoute de vos cycles et notez précieusement tous vos symptômes et ressentis. Découvrez ce qui se cache derrière les variations hormonales et voyez plutôt vos cycles comme des amis, qui vous montrent quels rythmes internes respecter pour aller mieux (voir p. 71).

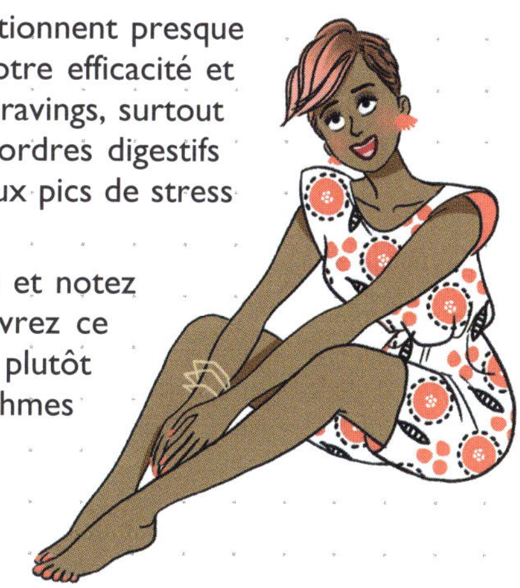

Chapitre 1

À l'écoute de mon ventre

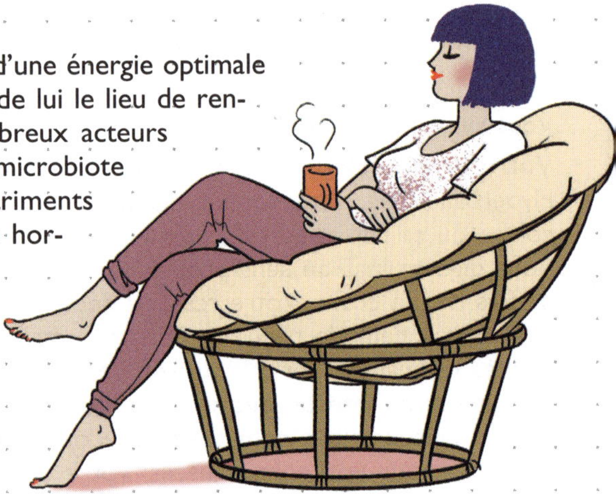

Être à l'écoute de notre ventre est le secret d'une énergie optimale et de plus de bien-être. Son rôle central fait de lui le lieu de rencontre, d'échange et de production de nombreux acteurs clés de notre santé comme les bactéries du microbiote intestinal, les cellules immunitaires, les nutriments essentiels qui se convertissent en énergie, en hormones, en neurotransmetteurs etc., sans parler des multiples connexions nerveuses qui le connectent intimement à notre tête et à nos émotions. Le ventre centralise chaque jour une multitude de données qui lui confèrent des superpouvoirs sur tout notre organisme. Embarquons dans le monde secret de notre ventre pour mieux comprendre comment en prendre soin au quotidien.

Le microbiote, c'est quoi? Vous l'ignorez peut-être, mais nous sommes composés à 90% de bactéries. Il y a en effet beaucoup plus de bactéries dans notre corps que de cellules. Ces bactéries jouent un rôle majeur dans l'équilibre de notre ventre et donc dans tous les autres aspects de notre santé. Cet équilibre dépend intimement de la manière dont nous prenons soin de notre intérieur. Faites connaissance avec votre microbiote. Au fil des pages, vous ferez connaissance avec votre microbiote et vous comprendrez à quel point celui-ci est intrinsèquement lié à votre santé, à votre bien-être mais aussi à la beauté de votre peau!

7 bonnes raisons de chouchouter mon ventre

Pour garder la ligne et un ventre plat

SOS! Je stocke les graisses!

Une assiette de composition nutritionnelle identique peut pourtant être plus calorique d'une personne à l'autre. Cela est lié au métabolisme qui nous est propre. Sous l'influence du stress, de la fatigue, des hormones ou d'un régime trop restrictif, notre métabolisme peut switcher en mode «stockage». Ce mécanisme de survie qui existe depuis la nuit des temps permet de faire face à une menace. Tel un écureuil avec ses noisettes, le corps se met à épargner (stocker) des petites graisses «au cas où» (il ne sait pas que le placard est rempli de gâteaux!).

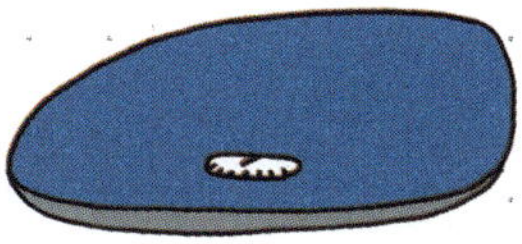

Vous comprenez pourquoi beaucoup de femmes subissent l'effet yoyo après des régimes trop restrictifs en reprenant du poids. Rééquilibrer le facteur stress, les hormones et avoir une alimentation adaptée à vos besoins seront les clés pour un retour à l'équilibre.

Ces bactéries qui me font grossir ! #fakefriends

Les bactéries qui peuplent vos intestins et qui forment votre microbiote intestinal participent elles aussi à la digestion en jouant notamment un rôle dans l'assimilation des calories. Certaines de ces bactéries sont capables de produire en plus ou moins grande quantité un certain type de graisse (des acides gras à chaîne courte) à partir d'une bouchée de sucre absorbée, et donc de faire plus ou moins grimper le poids sur la balance ! Suivant l'état de votre microbiote, la même part de gâteau pourra donc vous faire davantage grossir que votre BFF. #injustice !

Pour le good mood !

Les superpouvoirs de mon 2e cerveau

Une réflexion qui nous reste « en travers de la gorge », ou une critique qu'on n'a pas « digérée » : on ne s'en doute pas, mais ces expressions reflètent une certaine réalité. En effet, chaque émotion vient titiller les terminaisons nerveuses de notre tube digestif via le nerf vague, ce qui peut se traduire par des sensations parfois désagréables. Tel un aliment, une émotion doit être « digérée », c'est-à-dire intégrée ou évacuée. Plus celle-ci est complexe, lourde, difficile à accepter, plus sa « digestion » sera longue… jusqu'à plusieurs années ! Notre ventre devient alors le sanctuaire de nos émotions refoulées.

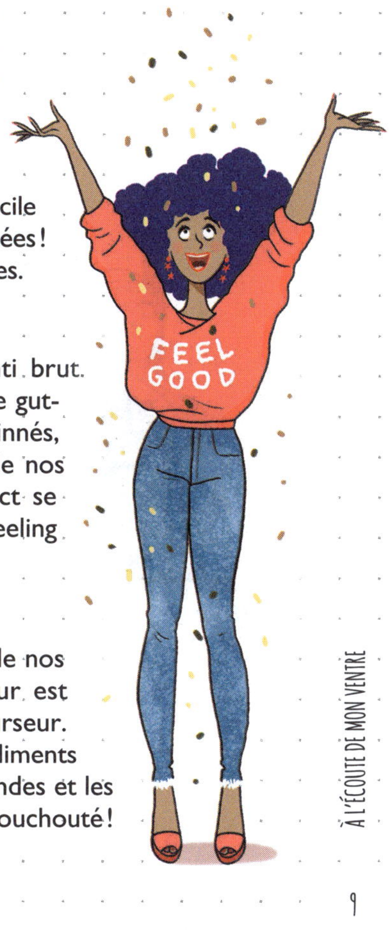

Le gut-feeling : comment réguler mes émotions ?

Contrairement au cerveau, notre ventre est doté d'un ressenti brut. Il n'analyse pas, ne rationnalise pas, ne cogite pas… il ressent ! Ce gut-feeling, c'est notre instinct. Hérité de comportements de survie innés, contrairement au cerveau qui a appris à conditionner chacune de nos réactions sous l'influence de notre environnement, notre instinct se trompe rarement. Si nous apprenons à bien l'écouter, notre gut-feeling peut devenir un véritable conseiller bien-être au quotidien.

Je produis l'hormone de mon bien-être

Souvent surnommée « hormone du bonheur », la sérotonine régule nos humeurs et nos comportements. 90 % de ce neurotransmetteur est produit dans l'intestin. C'est le tryptophane qui en est le précurseur. Il s'agit d'un acide aminé essentiel que l'on retrouve dans certains aliments comme les poissons gras, les œufs, les volailles ou encore les amandes et les bananes. Pour une vie belle et joyeuse, rien de tel qu'un ventre chouchouté !

Pour être plus zen

Allô le ventre? Ici la tête…

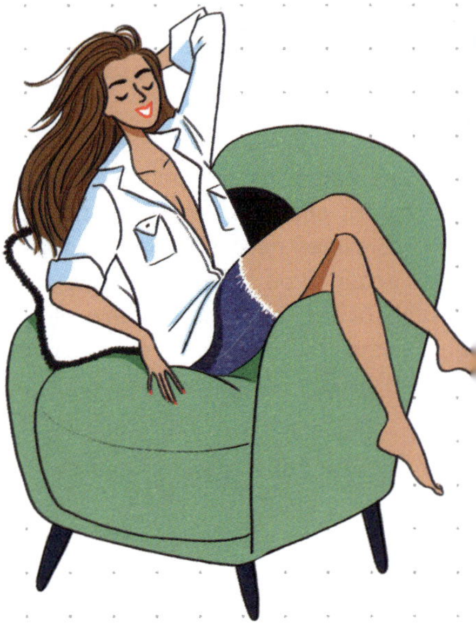

Doté de près de 200 millions de neurones, notre intestin mérite amplement son petit surnom de «second cerveau». Surtout quand on sait que l'intestin et le cerveau sont en étroite connexion. Cet axe intestin-cerveau contrôlé principalement par le nerf vague explique facilement les petits désordres digestifs ressentis sous l'effet du stress et d'autres signaux d'anxiété émis par notre cerveau. En effet, nos vies ultrastressantes titillent constamment le nerf vague, ce qui a un impact direct sur notre ventre. Ce «câble nerveux» a une haute importance dans la digestion : il assure la contraction automatique de notre cher petit bidon afin de faire avancer les aliments au rythme paisible de la digestion et canalise aussi notre stress en diminuant notre fréquence cardiaque et en favorisant ainsi une respiration leeeeente et profonde. Bref, il est un peu notre Yoga Teacher interne.

Allô la tête? Ici le ventre…

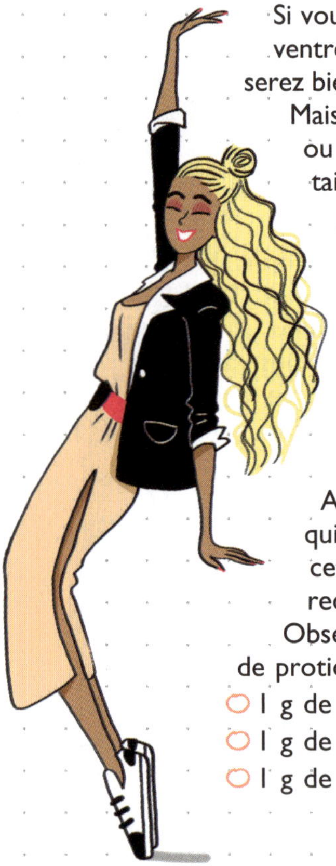

Si vous êtes bien dans votre tête, vous serez encore mieux dans votre ventre… et réciproquement : si vous êtes bien dans votre ventre, vous serez bien dans votre tête. La communication est en effet bidirectionnelle. Mais il est souvent difficile, voire impossible de savoir si c'est le stress ou le trouble digestif qui est arrivé en premier. Dans le cas de certaines pathologies, de vilaines bactéries de l'intestin iraient même jusqu'à titiller le nerf vague, en court-circuitant la communication entre le ventre et le cerveau. De nombreux cas de déprime ou de dépression pourraient être en fait liés à un déséquilibre du microbiote intestinal.

Pour avoir une énergie au top

Je nourris mes cellules avec de bonnes calories

Au cours de la digestion, la nourriture est convertie en nutriments qui sont source d'énergie pour nos cellules. L'unité dans laquelle cette énergie s'exprime est le joule (J) ou la plus connue et tant redoutée calorie (kcal).

Observons de plus près l'énergie dégagée quand on fait brûler 1 g de protides (protéines), 1 g de glucides (sucre) et 1 g de lipides (gras) :

- 1 g de protides → 4 kcal
- 1 g de glucides → 4 kcal
- 1 g de lipides → 9 kcal

Ne voyez pas ces calories comme vos ennemies!
Si celles-ci sont de bonne qualité et en proportion adaptée, elles sont IN-DIS-PEN-SABLES au bon fonctionnement de votre organisme. De mauvaise qualité en revanche (comme c'est le cas des graisses saturées ou des sucres raffinés), ces calories sont dites «vides». C'est-à-dire qu'elles n'ont pas ou très peu de valeur nutritive et n'apporteront donc aucune source d'énergie à votre corps, seulement des kilos sur la balance. Le corps les boudera et les stockera, appelant la faim pour stimuler un nouvel apport énergétique plus convenable. Cela explique pourquoi vous avez encore souvent faim après avoir avalé plusieurs biscuits!

J'assimile les bons nutriments

Le célèbre médecin grec Hippocrate disait : «Vous êtes ce que vous mangez.» En réalité, **vous êtes ce que vous absorbez.** Bien manger est essentiel, mais bien digérer l'est tout autant! L'assimilation des nutriments est une étape essentielle pour apporter à chacune de nos cellules les petits nutriments nécessaires à son bon fonctionnement. Si votre digestion n'est pas optimale (acidité de l'estomac trop basse, manque d'enzymes digestives, microbiote déséquilibré) alors l'assimilation de ces nutriments s'en trouvera impactée et votre santé générale aussi!

Pour booster mon immunité

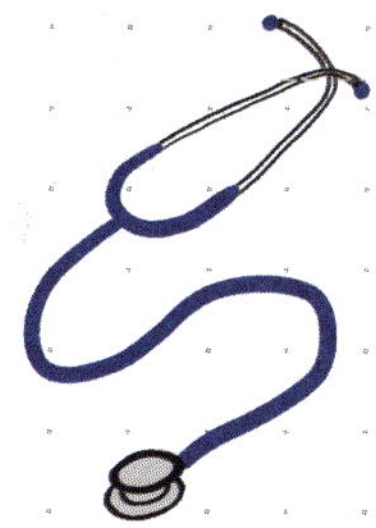

L'immunité nous protège contre toutes les agressions extérieures du quotidien : bactéries, virus et autres microbes – elle rejette aussi les corps étrangers (échardes, venin d'insecte), détecte même les cellules cancéreuses et parvient à les éliminer dans le meilleur des cas... Bref sans cet extraordinaire médicament qu'est l'immunité, nous serions condamnés à vivre dans une bulle stérile!

Le ventre, siège de notre immunité

Saviez-vous que 70% de notre immunité se construit très exactement dans l'intestin au contact même des milliards de bonnes bactéries qui grouillent et qu'on appelle le microbiote intestinal? Ces gentilles bactéries ont un rôle d'éducation de notre système immunitaire, en lui apprenant à distinguer les espèces ennemies (pathogènes) et amies (commensales). Il colonise également la muqueuse intestinale (fluide un peu visqueux qui tapisse les parois de notre tube digestif dans un but de protection) ce qui empêche les bactéries pathogènes, que l'on trouve dans l'alimentation notamment, de contaminer notre intestin. Le microbiote est donc l'allié number one de notre immunité. Et comme l'immunité est notre meilleur médicament, chouchouter notre ventre est donc primordial pour notre santé globale.

Pour m'épanouir à chaque phase de mon cycle féminin

Et les hormones dans tout ça?

Les hormones sont de petites molécules qui transmettent des messages de la plus haute importance d'un bout à l'autre du corps : «Tu as faim!», «Arrête de manger», «Stocke des graisses», «Dodo», «Réveille-toi», «Contente», «Pas contente», «Tes règles se préparent, ton corps change»... S'assurer de leur bon équilibre sera donc la clé pour une vie sans dégâts. Toutes nos hormones sont fabriquées à partir de ce que nous mangeons et plus particulièrement des acides gras essentiels (les fameux oméga-3 et oméga-6 alias les graisses qui nous veulent du bien). Puis les hormones suivent leur cycle de vie et sont ensuite détoxifiées par le foie avant d'être éliminées. Et comme le ventre est impliqué de A à Z dans ces processus, être à l'écoute de ce dernier permet de mieux comprendre son cycle, de mieux vivre les changements dus à notre nature féminine cyclique et d'adoucir les symptômes inconfortables liés à la phase prémenstruelle notamment (ballonnements, tensions abdominales, irritabilité, acné…).

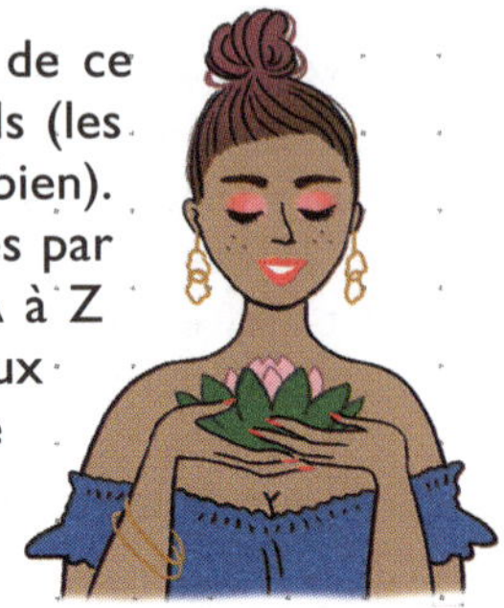

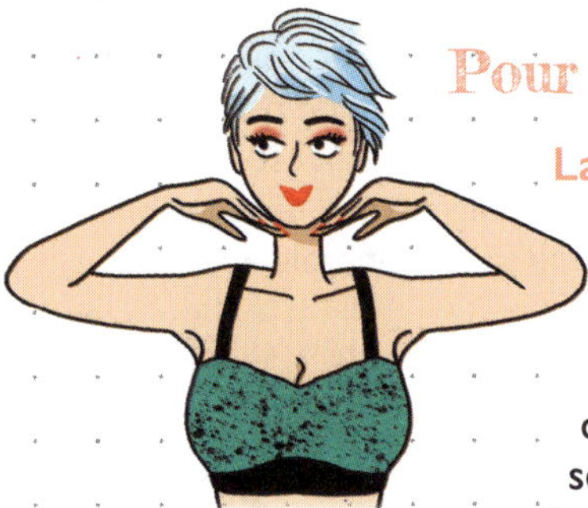

Pour un teint et une peau glowy!

La peau est le reflet de mon intérieur

Tel un miroir, l'état de notre joli minois renseigne sur ce qu'il se passe dans notre corps et en particulier sur l'état de notre intestin et de notre foie. En consultation de naturopathie, on utilise même parfois la qualité de la peau, des ongles et des cheveux comme un véritable outil de diagnostic qui peut renseigner sur d'éventuelles carences nutritionnelles et déséquilibres hormonaux ou digestifs…

La beauté inside & out

Pollution, cigarette, stress, fatigue et mauvaise alimentation sont les pires ennemis de notre capital beauté. Et si nous soignons notre intérieur, nous rayonnons de l'extérieur. Notre assiette devient alors notre meilleur cosmétique! Hydratation, détoxification, production de collagène (garant de la fermeté et de la souplesse de la peau), diminution des cernes, prévention du vieillissement cutané et boost de la microcirculation : tous les nutriments qui remplissent ces fonctions essentielles à la bonne santé de notre peau sont dans l'alimentation! Les beauty food sont ces aliments boosters d'éclat, de souplesse et de luminosité à mettre d'urgence dans notre assiette et dans nos smoothies (voir chapitre 4, p. 64).

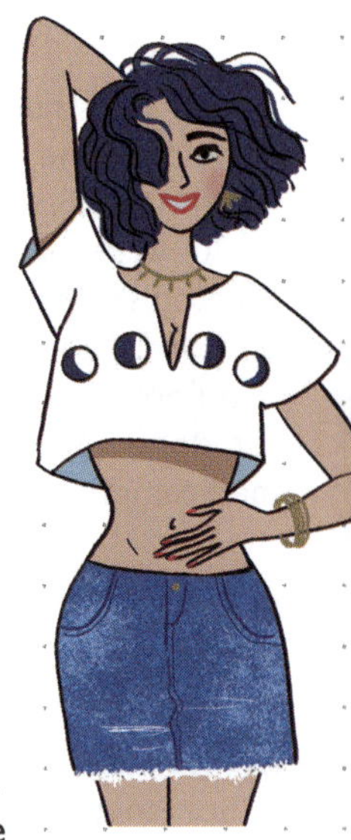

Mon ventre, cet inconnu

Découvrez le fonctionnement de votre ventre, ses secrets anatomiques, son rôle et les petits bobos qui ne tardent pas à apparaître dès que vous oubliez d'écouter les signaux d'alarme qu'il vous envoie. Mieux qu'un petit cours de biologie, c'est une découverte fun et ludique pour faire plus ample connaissance avec votre belly et mieux comprendre comment lui faire du bien.

Comment se passe ma digestion?

De la bouche au gros intestin en passant par quelques loopings intestinaux et sessions de surf dans l'estomac, chacune de nos bouchées parcourt un long chemin qui peut prendre plus de 24 heures. La digestion est en fait une petite entreprise ultraorganisée où chaque organe, enzyme, suc, hormone, bactérie joue un rôle clé pour assurer la bonne santé de notre organisme.

Quel est le rôle des organes phare de la digestion?

Ma bouche et mon estomac prédigèrent mes aliments

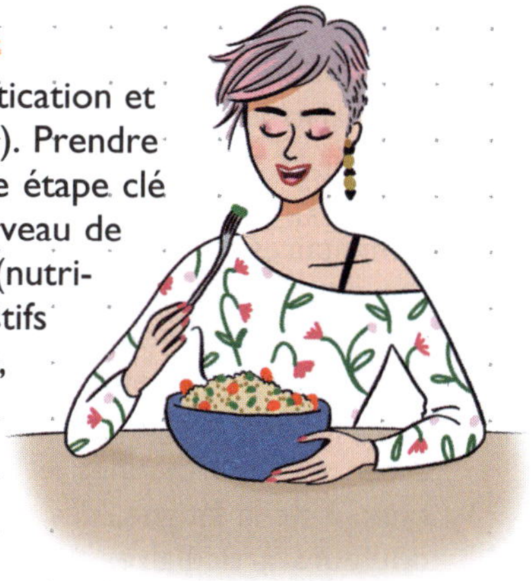

La prédigestion commence dans la bouche sous l'effet de la mastication et d'enzymes digestives telles que l'amylase (constituant de la salive). Prendre le temps de bien mâcher chaque bouchée avant d'avaler est une étape clé pour une digestion optimale. En effet, cela laisse le temps au cerveau de bien analyser toutes les informations contenues dans la bouchée (nutriments, quantité, etc.) afin de secréter les enzymes et sucs digestifs adéquats pour une bonne assimilation. Puis direction l'estomac, qui est comme une piscine d'acide qui dissout, fractionne et prédigère chacune de nos bouchées. Cette étape est cruciale pour une digestion sans encombre. Quelques heures plus tard, cette bouillie appelée « chyme » passe dans les tourbillons des intestins pour la fin du travail de digestion.

L'intestin transforme les nutriments essentiels à mon organisme

À quoi sert la paroi intestinale?

Bien manger est essentiel, mais bien digérer l'est tout autant, et c'est le rôle de la paroi intestinale de l'intestin grêle. Recouverte de nombreuses villosités qui ressemblent à de petits tentacules, eux-mêmes recouverts de microvillosités (des microtentacules), elle permet ainsi d'offrir une surface d'assimilation très importante puisque, une fois dépliée, cette paroi intestinale ne mesure pas moins de 200 m^2 soit la surface d'un cours de tennis! Maintenir l'intégrité de cette paroi est primordial au bon processus d'assimilation et donc à notre bonne santé.

Perméabilité intestinale et problèmes digestifs…

Les cellules de la paroi intestinale sont suffisamment espacées pour laisser passer les nutriments essentiels dans le sang mais retenir les grosses molécules pas encore digérées. Tel un videur, c'est la perméabilité intestinale qui décide « qui passe » et « qui ne passe pas ». Cela se complique quand la paroi devient trop permissive (perméable) et laisse passer les indésirables dans le sang… L'hyperperméabilité intestinale peut être due à la consommation de certains médicaments, d'alcool, d'aliments surindustrialisés, de pesticides, d'allergènes ou à un déséquilibre du microbiote intestinal, qui perturbent l'intégrité de la paroi.

SOS ! Mon intestin est hyperperméable !

L'hyperperméabilité intestinale est le résultat d'une perte d'étanchéité de la paroi intestinale. Celle-ci constitue une barrière étanche aux toxines et macronutriments tels que le gluten (protéine contenue dans de nombreuses céréales comme le blé) ou le lactose (sucre contenu dans le lait). Une paroi intestinale trop perméable permet à ces macromolécules de passer dans la circulation générale (sang, lymphe…) sans y avoir été conviées. Le système immunitaire les identifie alors comme « non désirables » et déclenche un processus d'alarme : un phénomène allergique qui conduit au développement d'une hypersensibilité et d'allergies alimentaires.

Les symptômes sont variés, allant de troubles digestifs (ballonnements, gaz, douleurs et crampes abdominales, régurgitations) à des carences en vitamines et en minéraux, à de la fatigue, des migraines, des douleurs articulaires et d'autres maladies inflammatoires ou réactions cutanées (irritation, eczéma,…).

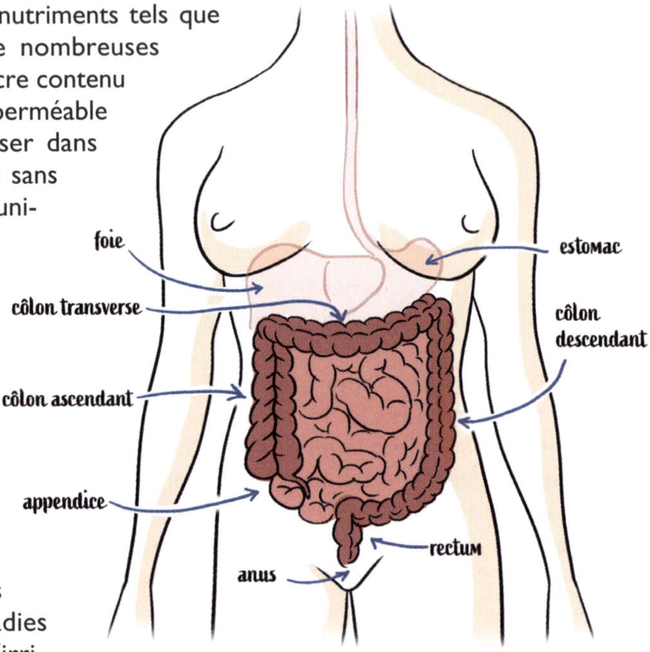

Et le colon (ou gros intestin) dans tout ça ?

Dernière ligne droite dans le processus de digestion, ou plutôt dernier tour de toboggan. Une fois l'assimilation des nutriments dans le sang effectuée, les déchets de la digestion en voie d'élimination passent dans notre colon. Mais ce colon est bien plus qu'un simple tube à déchets. Il abrite nos amies les bactéries.

Mon microbiote est mon allié !

Le microbiote intestinal, ce petit monde microscopique et secret tapi dans notre colon, représente plus de 40 000 milliards de bactéries qui pèsent à elles seules près de 2 kilos sur notre balance. C'est un organe à part entière puisque le microbiote contribue au maintien de notre santé aussi bien physique que mentale (à travers la relation intestin-cerveau).

90 % bactérien, 10 % humain

Si nous comparons le nombre de bactéries de notre microbiote au nombre de cellules de notre corps, nous sommes à 90 % bactériens ! *Bacteroides, Prevotella, Clostridium, Eubacterium, Ruminococcus, Bifidobacterium, Escherichia, Lactobacillus* ou encore certaines levures de type *Candida, Saccharomyces, Aspergillus*… : adultes, nous abritons jusqu'à 1 000 espèces différentes de ces micro-organismes. Ça grouille là-dedans !

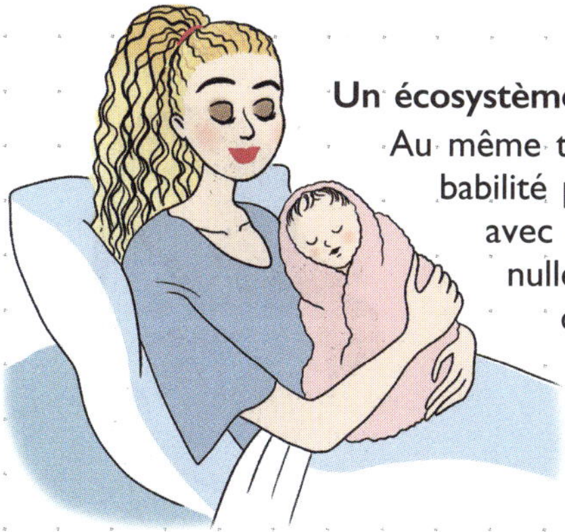

Un écosystème unique présent dès la naissance

Au même titre que nos gènes, notre microbiote est unique. La probabilité pour que nos milliers de milliards de bactéries coïncident avec celles de notre sœur ou de notre BFF est absolument nulle. Nous constituons notre microbiote dès la naissance au contact de la flore vaginale de notre mère (si nous naissons par voie naturelle). Puis, tout au long de notre enfance, nous sommes exposés à divers microbes dans notre environnement qui vont diversifier notre flore intestinale, éduquer notre immunité et nous rendre plus fortes. Cet écosystème reste néanmoins fragile et facilement perturbé sous l'influence d'une mauvaise alimentation, d'un environnement aseptisé, des médicaments qu'on prend ou encore… du stress ! En prenant soin de notre côté bactérien, la garde est assurée !

Le rôle essentiel du microbiote sur notre santé

Un microbiote diversifié et équilibré est essentiel pour notre équilibre général. Immunité, digestion, métabolisme, équilibre hormonal – dans le bon fonctionnement desquels le microbiote est central : il est impliqué dans de nombreuses fonctions pour notre santé, notre bien-être mais aussi notre beauté. L'équilibre du microbiote est donc absolument vital. Il existe 2 clans : la team #goodbactéries et la team #badbactéries.

Les bénéfices d'un microbiote équilibré : #goodbactéries

Lorsque notre microbiote est équilibré, c'est-à-dire quand nous avons plus de bonnes bactéries que de mauvaises bactéries, cela apporte différents atouts pour notre santé :

- La construction de notre immunité : plus il y a de bonnes bactéries, plus notre immunité est renforcée.
- La bonne digestion de certains nutriments en assurant la fermentation de résidus nondigestibles, l'assimilation de l'amidon, de la cellulose et des polysaccharides, l'absorption du calcium et du magnésium ou la synthèse de la vitamine K.
- La transformation des fibres alimentaires des végétaux (fruits, légumes, céréales) en acides gras dits « à chaîne courte » par fermentation qui auront des effets coupe-faim, anti-inflammatoire et qui renforceront la barrière intestinale.
- La production de globules blancs pour assurer notre défense contre les infections.
- Le bon fonctionnement du pancréas pour la bonne digestion des graisses et le bon métabolisme des sucres.
- La bonne relation intestin-cerveau. #hellogoodmood
- La fabrication de vitamines indispensables à la synthèse de nos hormones et autres fonctions de l'organisme.
- L'équilibre hormonal pour être bien dans vos cycles et votre vie de femme !

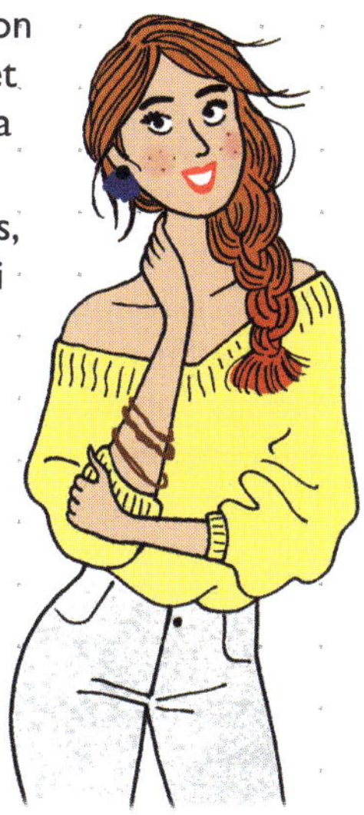

Au secours, mon microbiote est en vrac : #mauvaisesbactéries

La malbouffe, les antibiotiques, le stress quotidien, la pollution et autres facteurs environnementaux malmènent notre microbiote et perturbent son équilibre. Ils peuvent créer un appauvrissement des bonnes bactéries au profit des mauvaises. En prenant les commandes de nos cellules, ces mauvaises bactéries peuvent entraîner une myriade de problèmes de santé :

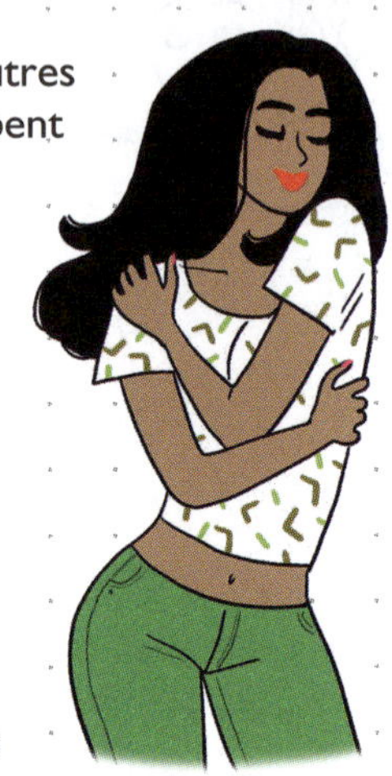

- Prise de poids ;
- Infections à répétition (cystites, vaginoses…) ;
- Problèmes de peau (acné, rosacée…) ;
- Asthme, eczéma… ;
- Dépression, anxiété ;
- Douleurs articulaires ;
- Désordre intestinal (syndrome de l'intestin irritable, maladies inflammatoires chroniques de l'intestin) ;
- Insulinorésistance, voire diabète (quand l'insuline déraille) ;
- Maladies auto-immunes (polyarthrite rhumatoïde, sclérose en plaque…) : par son rôle sur notre immunité, le microbiote aurait un rôle important dans le développement des pathologies auto-immunes).

Comme notre immunité repose à 70 % sur l'équilibre de ce microbiote, si ce dernier est affaibli, c'est tout notre système immunitaire qui trinque ! Prendre soin de votre microbiote grâce à une alimentation équilibrée et une bonne gestion de votre stress, c'est chouchouter tout votre organisme en lui assurant une garde renforcée contre les microbes ambiants.

Les organes émonctoires, quèsaco ?

Foie, peau, reins, poumons, intestins sont des organes émonctoires, c'est-à-dire qu'ils participent à détoxifier notre organisme. Ils sont en quelques sorte la station d'épuration de notre corps. Leur rôle est d'évacuer les substances nuisibles de l'organisme. Mais à force d'excès, de malbouffe et d'une mauvaise hygiène de vie, ils fonctionnent mal et les déchets s'accumulent !

Et les médicaments dans tout ça ?

Les médicaments (antibiotiques, antalgiques, anti-inflammatoires…) épuisent le foie et ont un impact sur notre digestion et sur notre système naturel de détoxification. Ce sont aussi des perturbateurs du microbiote ! Un conseil pour prendre en main votre ventre et votre santé ? Repensez votre santé de manière plus naturelle et limitez la prise de médicaments au strict nécessaire.

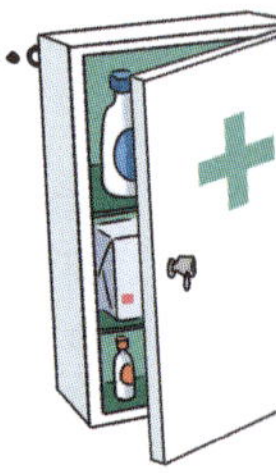

Vive les enzymes digestives !

Si on devait les schématiser, les enzymes digestives seraient de petites paires de ciseaux capables de couper vos aliments les plus tenaces. Elles sont présentes dans les sels biliaires et les sucs digestifs. Championnes de la digestion, elles fractionnent les molécules les plus complexes en un temps record.

Et les hormones dans tout ça?

Insuline, leptine, glucagon, gréhline… Si les hormones sont bien réglées entre elles, ce sont vos meilleures copines… en revanche si elles n'accordent plus leurs violons, elles deviendront vos pires ennemies! Elles induisent en effet les sensations de faim ou de satiété (la gréhline par exemple fait gargouiller notre estomac en stimulant notre appétit), le stockage des graisses ou leur combustion. Autant vous les mettre dans la poche! Pour assurer votre équilibre hormonal, vous veillerez à avoir une alimentation saine qui permettra la synthèse de bonnes hormones et chouchouterez les organes émonctoires qui assurent le cycle de leur élimination.

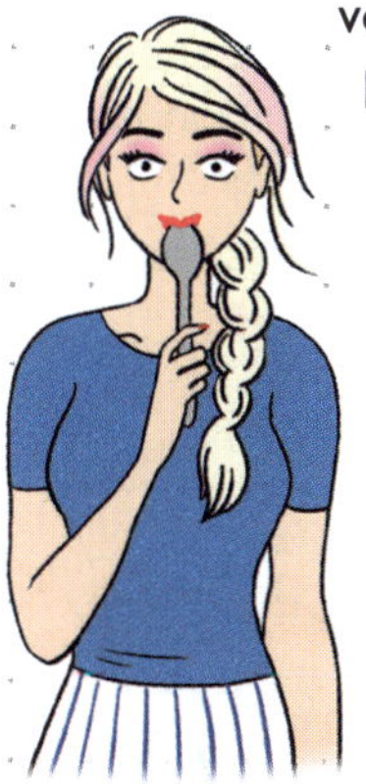

Tous en selle!

Les selles sont une véritable mine d'informations : la photographie de notre intérieur et de notre digestion. L'échelle de Bristol est un outil diagnostique très utile pour discuter de vos selles de façon imagée.

			QUE CELA DIT-IL DE LA SANTÉ DE MON VENTRE ?
TYPE 1	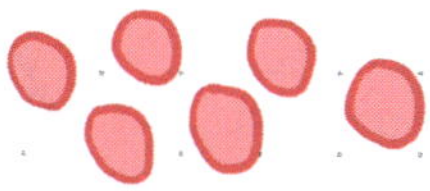	Petits morceaux durs, comme des noix, difficiles à passer	Un manque d'exercice physique, de fibres et d'hydratation peuvent être la cause d'un transit plus paresseux et de selles plus difficiles à évacuer.
TYPE 2	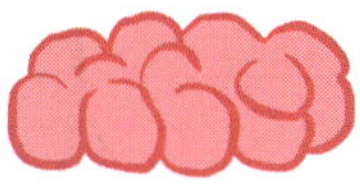	En forme de saucisse mais grumeleuse (difficile à passer)	
TYPE 3	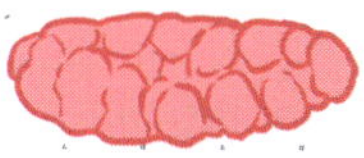	En forme de saucisse avec des craquelure en surface	It's all good! Votre transit fonctionne parfaitement.
TYPE 4	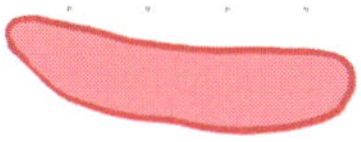	Comme une saucisse à la surface lisse	
TYPE 5	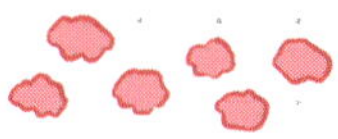	En morceaux avec des bords nets	Un agent pathogène, un stress important ou encore une intolérance alimentaire peut se cacher derrière un transit trop rapide.
TYPE 6	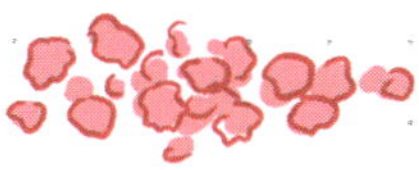	En morceaux avec des bords déchiquetés	
TYPE 7	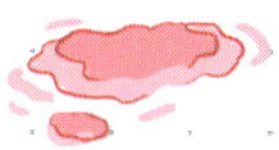	Aqueuse, aucun morceau solide, entièrement liquide	

Chaque femme étant unique, en dehors des types 3 et 4, une analyse approfondie de votre journal alimentaire avec votre nutritionniste sera la clé pour identifier d'éventuelles carences et dysfonctionnements.

Les bobos du belly

Gargouillis, ballonnements, transit paresseux, diarrhée, douleurs, gaz, petite boule au ventre ou bruits incommodants… Le remue-ménage du ventre est une mine d'information sur ce qu'il se passe à l'intérieur de nous. Apprenez à décoder le langage de votre belly !

J'apprends à décoder les messages de mon ventre

Embarquez pour un petit cours de langue vivante autour des messages codés qui se cachent derrière chaque bobo de votre belly. L'objectif ? Trouver des solutions à chaque problème !

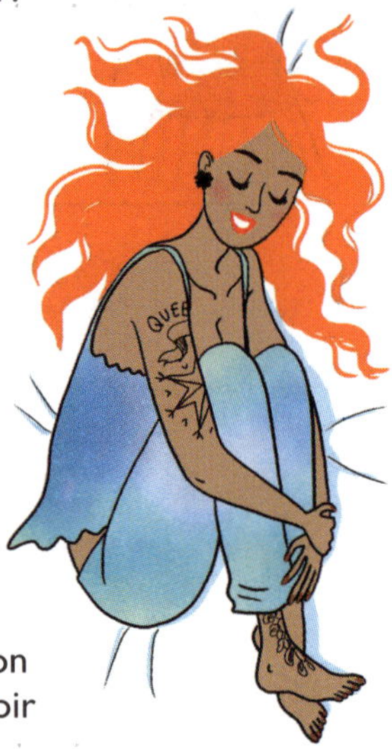

Spasmes, tensions, douleurs abdominales… Pourquoi ai-je mal au ventre ?

Le mal de ventre est un classique. Il est dans la majorité des cas dû à ce qu'on appelle les spasmes intestinaux, c'est-à-dire des contractions involontaires de l'intestin. Sous l'effet du stress, d'un repas mal digéré, de gaz bloqués ou encore d'un bol alimentaire un peu trop lent à avancer #çacoince, le ventre peut s'entortiller ! On tolère ces douleurs si elles sont occasionnelles. Mais cela se gâte quand elles s'invitent dans notre quotidien comme dans le cas du syndrome de l'intestin irritable. Ces douleurs peuvent alors devenir un véritable calvaire et impacter notre vie pro et perso.

➾ Face à un tel scénario, la priorité est de réviser votre alimentation (rendez-vous au chapitre 2) et de mieux gérer votre stress (filez voir p. 64, chapitre 4, « Mes rituels antistress »).

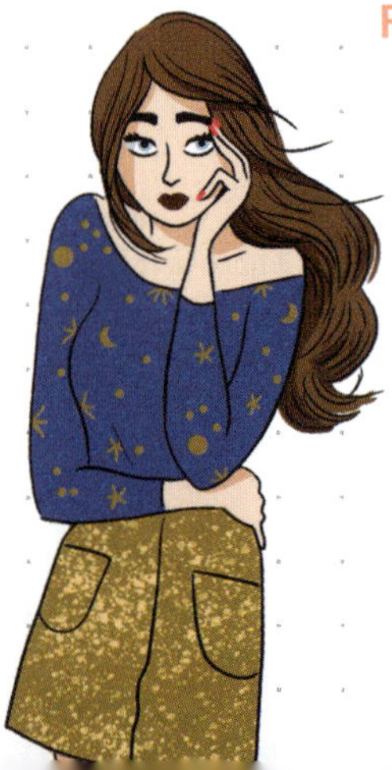

Rots, ballonnements et autre gaz gênants

Nous produisons entre 0,5 et 1,5 L de gaz par jour. Issus de notre digestion, notamment lors de la fermentation des sucres par nos petites bactéries ou encore de l'air ingéré en mangeant (voilà aussi pourquoi il ne faut pas parler la bouche pleine !). Mais quand la machine à gaz disjoncte, ça devient tout de suite plus gênant. Ventre gonflé, ballonnements, gaz intestinaux, pets, régurgitations : votre ventre peut devenir votre pire cauchemar. Les coupables ? Notre alimentation évidemment mais aussi notre microbiote (encore et toujours !) qui peut renfermer trop de bactéries dites fermentatrices (gazogènes). Pour peu qu'on leur colle une bonne dose de stress, c'est la fanfare assurée !

Face à un tel scénario, la priorité est d'adopter une alimentation gut-friendly (voir p. 25, chapitre 2, « J'adopte une alimentation gut-friendly ») et réguler votre stress au quotidien (voir p. 66, chapitre 4, « Mes rituels antistress »).

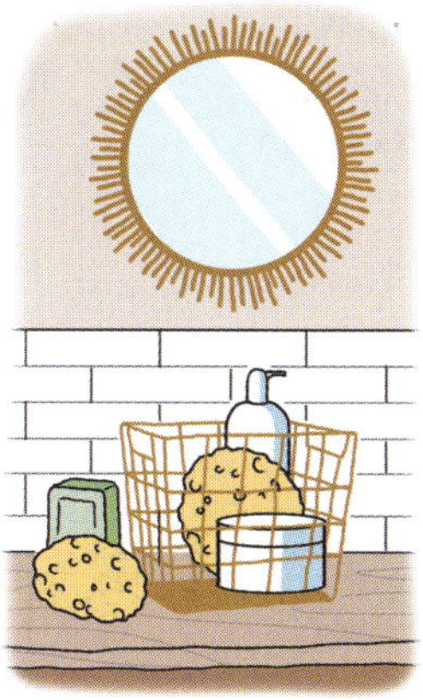

Constipation et diarrhée : d'où ça vient ?

Un transit intestinal trop lent (qui signe une tendance à constiper) et un transit intestinal trop rapide (tendance diarrhéique) sont le signe que votre alimentation doit être rééquilibrée.

La constipation

Le manque de fibres végétales dans l'assiette est souvent l'origine de la constipation. Ces grosses molécules issues des fruits et des légumes (que nous, êtres humains, n'assimilons pas) jouent les petits éboueurs de notre tube digestif. Avec un apport en eau suffisant, c'est le combo de choc pour stimuler les intestins, un véritable laxatif naturel hautement efficace.

Face à un tel scénario, découvrez les aliments hyperconcentrés en fibres (comme les légumes verts ou les céréales complètes) et comment les intégrer facilement à vos menus (voir p. 26).

La diarrhée

À l'inverse, la diarrhée est le signe que votre ventre veut se débarrasser illico presto de ce qu'il contient. Aliment pas frais, allergène (gluten, lactose, etc.) = opération évacuation enclenchée ! L'intestin se remplit d'eau puis se contracte rapidement pour évacuer l'intrus de toute urgence. C'est un mécanisme reflexe de protection. Le stress, en augmentant la motilité intestinale (contraction de votre intestin) participe aussi grandement au phénomène de diarrhée. Cette dernière devient alarmante si elle est chronique.

Que faire face à un tel scénario ? Précis et informatif, le journal alimentaire est votre allié pour identifier les aliments qui irritent votre intestin (voir les étapes de création de votre journal alimentaire p. 21).

J'ai la boule au ventre quand je stresse, est-ce normal ?

Souvenez-vous du nerf vague (voir p. 9) et de sa connexion magique cerveau-intestin qui joue un peu les profs de yoga pour zénifier tout ça. Face à un stress vraiment intense, il arrive que ce nerf s'emballe un peu et agace notre ventre qui, pourtant, n'a rien demandé. Cette sensation de petite boule au ventre, c'est la contraction de tout ce beau petit monde sous les ordres du nerf vague. Notre ventre devient une fois de plus un acteur central de notre bien-être ! CQFD !

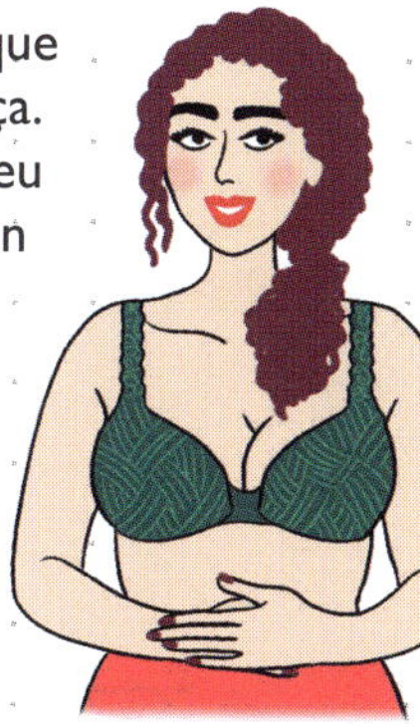

Face à un tel scénario, initiez-vous à la respiration ventrale (voir p. 66, mes rituels antistress, ma respiration no stress) et remplissez vos menus d'aliments feel good (voir p. 65, chap 4, « Mes aliments feel good »).

Suis-je allergique ou intolérante à certains aliments ?

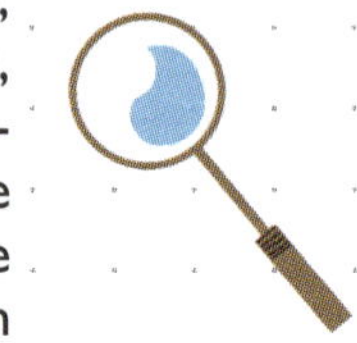

Si vous êtes sujette à certains des bobos cités plus haut, voire à des migraines, à une grande fatigue ou encore à des éruptions cutanées après certains repas, il se peut que vous soyez « sensible » à certains aliments. Votre niveau de sensibilité et votre façon d'y répondre définiront alors s'il s'agit d'une allergie, d'une hypersensibilité ou d'une intolérance alimentaire. Pas toujours facile de faire le distinguo, puisque même le corps médical a du mal à cerner le problème de façon consensuelle. Et si on observait leurs différences de plus près ?

Allergie versus intolérance, comment savoir ?

	ALLERGIE ET HYPERSENSIBILITÉ	INTOLÉRANCE
DÉFINITION	Réponse du système immunitaire qui considère la substance allergène mangée, bue, touchée ou respirée, comme un grave ennemi.	Le corps n'arrive pas à digérer proprement l'aliment ou ce dernier irrite le système digestif.
LES PLUS CONNUES	Arachides, blé, soja, noix, œufs, fruits de mer, sésame, moutarde. Leur présence est listée sur les emballages, ouvrez l'œil ! 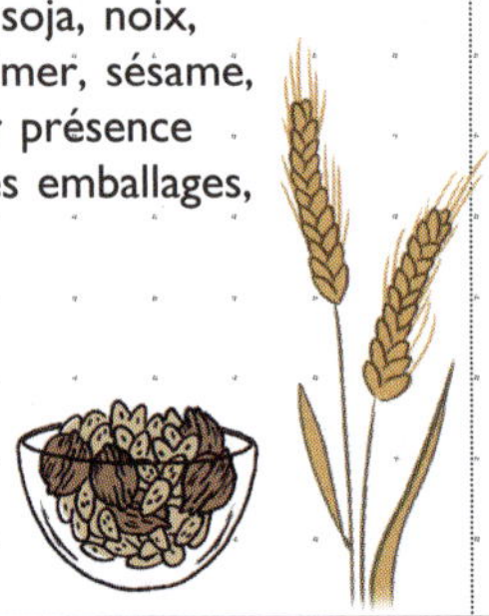	Gluten (blé, avoine), lactose (lait), tyramine (fromages, vin rouge, avocat, bière, levure), sulfites (vin, charcuterie, conserves), glutamate (cet additif se trouve dans les conserves, les boissons gazeuses, la sauce soja, la cuisine asiatique), FODMAPs (fibres solubles, fibres insolubles, amidons résistants, fructanes, bêta-glucanes, polyphénols)
TEMPS DE RÉACTION	Immédiate !	Jusqu'à 72 heures…
SYMPTÔMES	Difficultés respiratoires, asthme. Gonflement des lèvres, des paupières, de la gorge (œdème de Quincke) pouvant aller jusqu'au gravissime choc anaphylactique Réactions cutanées (rougeurs, démangeaisons, urticaire Irritations des muqueuses (larmoiements, éternuements, nez qui coule, toux) Troubles digestifs (diarrhée, spasmes, vomissements, nausées) Ralentissement du pouls, perte de connaissance	Nausée, vomissements, gaz, ballonnements, diarrhée, douleurs abdominales, irritabilité, nervosité, migraines/maux de tête, ballonnements, rhinite, somnolence, fatigue, douleurs musculaires et articulaires. 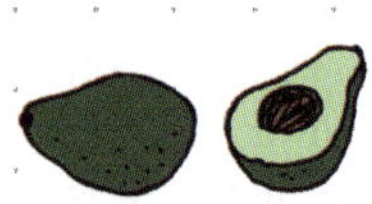

	ALLERGIE ET HYPERSENSIBILITÉ	INTOLÉRANCE
SÉVÉRITÉ	+++ Peut provoquer de très graves réactions et nécessiter une prise en charge médicale immédiate.	Modéré +/++

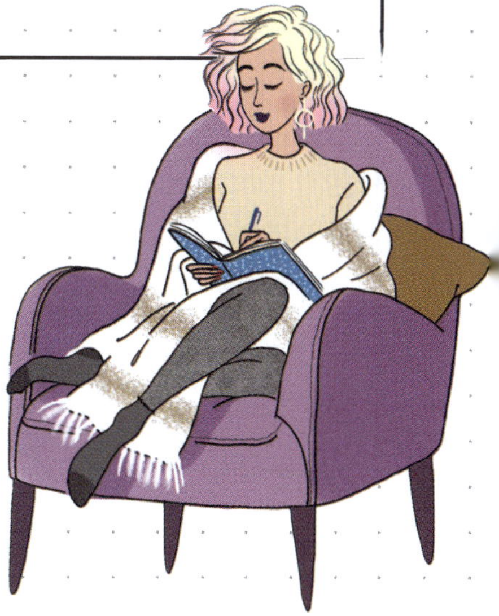

Je rédige mon journal alimentaire pour détecter mes intolérances

Outre les tests sanguins ou le prick test au bout du doigt, il existe un moyen très simple de détecter une potentielle allergie ou intolérance : le journal alimentaire.

En pratique

Tenir un journal alimentaire vous permet de consigner tout ce que vous mangez au gré de la journée. Mais attention, quand on dit tout, c'est vraiment tout ! Même la petite poignée de cacahuètes, la minibouchée du pain au chocolat de chouchou ou la crème dessert avalée en cachette. Tel votre journal intime, vous lui confiez toutes vos bouchées et autres fringales. En parallèle, renseignez les symptômes ressentis (migraines, diarrhée, ballonnements, gaz, sautes d'humeur, irritabilité, baisse d'énergie, fatigue postprandiale – le petit ou gros coup de barre après la pause déj' qui appelle la sieste sur le bureau), mais aussi la consistance de vos selles, votre humeur, etc., bref tout ce sur quoi votre alimentation peut avoir un impact.
Certains aliments peuvent vous faire réagir jusqu'à 72 heures après les avoir consommés (cas des intolérances), il est donc intéressant de tenir ce journal sur un minima de 3 jours, idéalement 1 semaine complète pour être vraiment utile à un diagnostic qui laisse penser à une intolérance ou une allergie.

Et une fois rempli ?

Il est vivement conseillé de faire analyser ce journal alimentaire par un professionnel de santé expert en allergies et intolérances alimentaires (allergologue, nutritionniste ou naturopathe spécialisé) pour faire le point sur vos habitudes alimentaires et la qualité de votre digestion… Une analyse de sang pourra également vous être prescrite pour savoir s'il s'agit d'une allergie ou d'une intolérance.

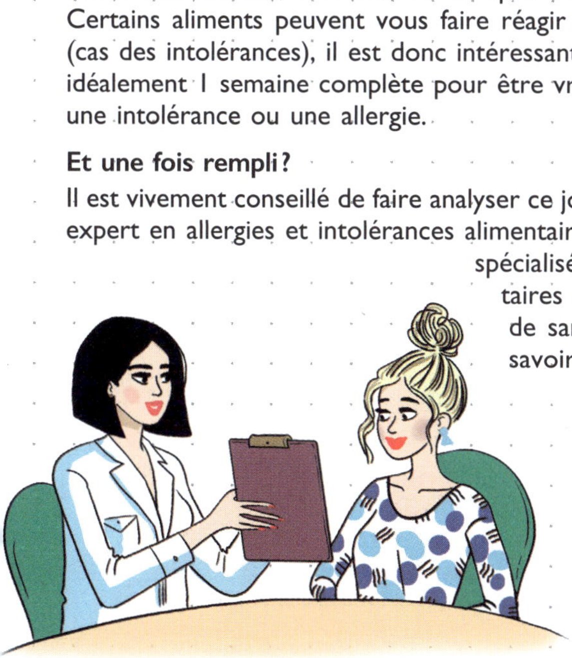

Le journal alimentaire est un élément d'autodiagnostic clé dans cette thématique du ventre. Sachez que le médecin généraliste n'utilise pas ce genre d'outil. Il prescrira directement une prise de sang qui fera à coup sûr passer à côté des phénomènes d'intolérances alimentaires qui sont très peu prises en charge par la médecine conventionnelle.

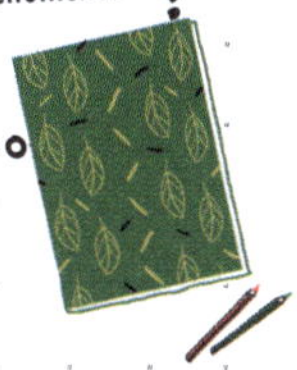

Mon journal alimentaire

	Lun	Mar	Mer	Jeu	Ven	Sam	Dim
Aliments							
Boissons							
Energie							
Selles							
Humeur							
Symptômes							

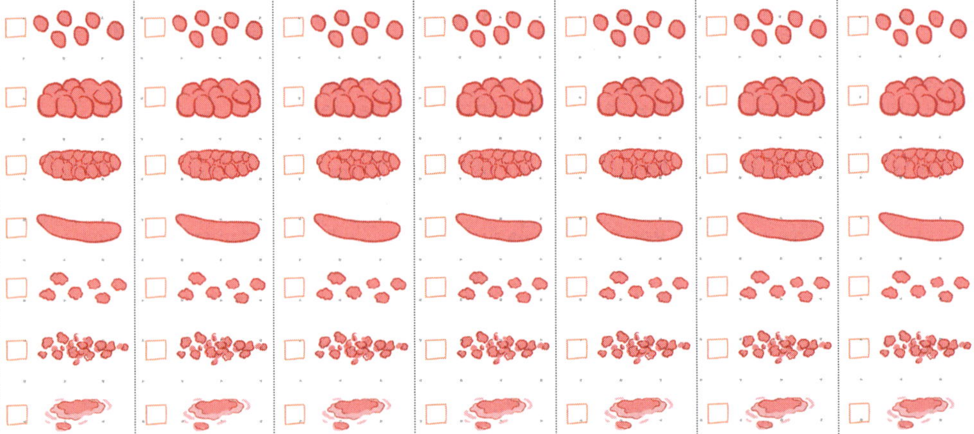

Chapitre 2

Mon alimentation Happy Belly

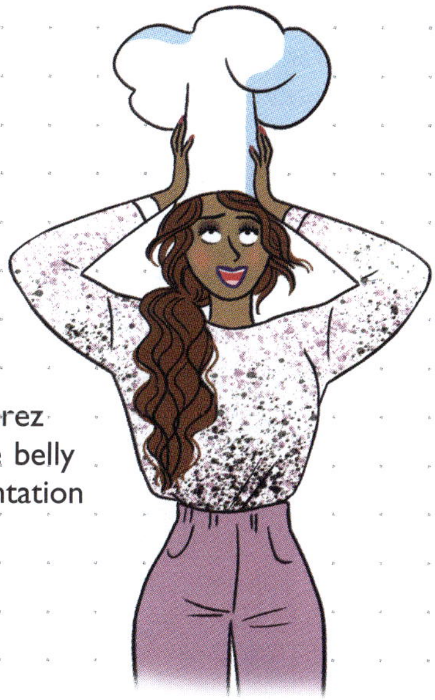

Bien manger est la base du bien-être de votre ventre et de votre santé globale.
Mais qu'est-ce que « bien manger » ? Highlights sur les secrets d'une alimentation saine et gourmande pour retrouver une forme au top, chouchouter son ventre et se sentir bien et belle de l'intérieur. Et puisque que chaque petit ventre est différent, vous trouverez à la fin de ce chapitre des suggestions de menus répondant à votre belly profile. Inutile de lorgner sur le régime de la voisine, votre alimentation est comme vous, UNIQUE !

La nutrition d'un ventre heureux

Le b.a.-ba d'une alimentation équilibrée

Commençons par adopter les 4 règles d'or d'une alimentation équilibrée/Happy Belly, toutes simples et néanmoins diaboliquement efficaces quand elles sont appliquées quotidiennement.

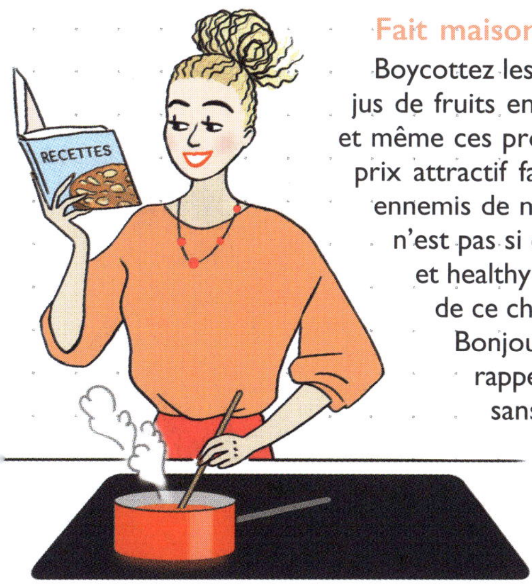

Fait maison

Boycottez les aliments surindustrialisés – gâteaux industriels, sodas, jus de fruits en bouteille, pizzas surgelées et autres plats tout prêts et même ces produits prétendument BIO au packaging tape-à-l'œil et prix attractif fabriqués à l'autre bout du monde. Ce sont les pires ennemis de notre ventre ! Réconciliez-vous avec vos fourneaux, ce n'est pas si compliqué ! Des astuces de cuisine simple, gourmande et healthy sont glissés dans chaque petit programme Happy Belly de ce chapitre (voir p. 40). Pour résumer : « Bye-bye fast food ! Bonjour délicieux burger maison ! » Et les jours de flemme, rappelez-vous que votre grand-mère a parfaitement survécu sans micro-onde. #noexcuse

Local

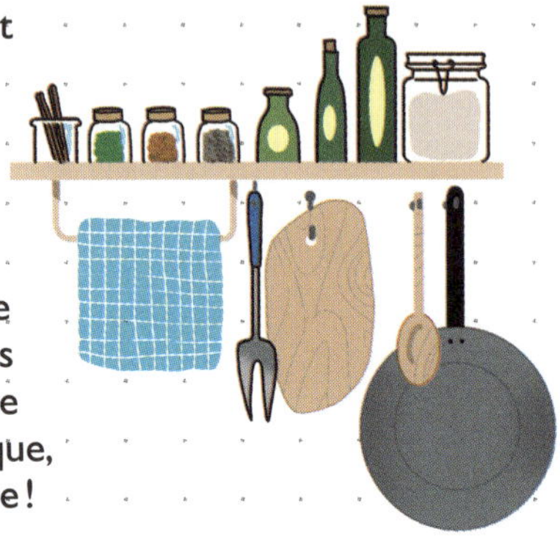

Du fait qu'ils sont cueillis à maturité, ces jolis légumes venant tout droit de chez le maraîcher du coin seront forcément de plus haute qualité nutritionnelle que ceux produits intensivement à l'autre bout de la planète. Sans compter la multitude de conservateurs qu'on leur injecte pour qu'ils gardent bonne mine après ce long périple. Le bio dans tout ça? Un produit qui fait 3 fois le tour du globe avant d'atterrir dans votre assiette, ne traduit pas vraiment une bio attitude! En consommant local, vous faites du bien à votre santé, à l'environnement et à l'économie locale #winwin Pour peu qu'ils pratiquent l'agriculture biologique, soit une agriculture qui proscrit les pesticides, vous êtes sauvée!

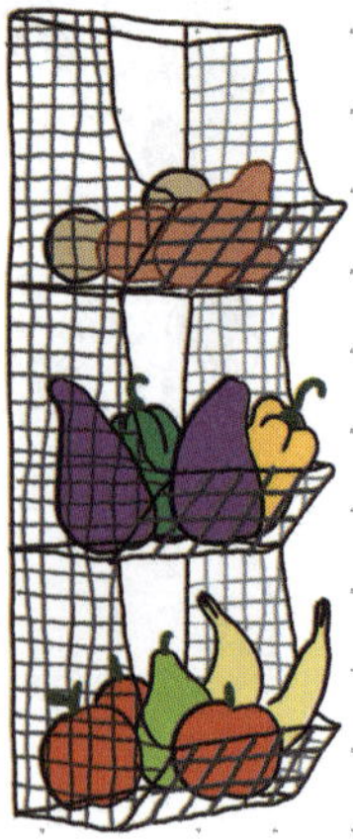

Varié

Notre corps à besoin de nombreux micro et macronutriments essentiels pour bien fonctionner. Pourquoi «essentiels»? Tout simplement parce que, comme nous ne sommes pas capables de les synthétiser nous-même, ceux-ci doivent impérativement être apportés par notre alimentation. C'est dire si la composition de votre assiette est importante. Pour apporter le plus large choix de nutriments essentiels à votre corps, mangez le plus varié et coloré possible. #eattherainbow

De saison

Chaque saison offre ses trésors magnifiques, gorgés de belles vitamines et minéraux. Pour en bénéficier, nous laisserons la tomate à l'été et les courges à l'automne! Consommer de saison permet d'optimiser votre consommation en bons nutriments tout en respectant l'environnement.

Le panier des 4 saisons d'une happy belly girl

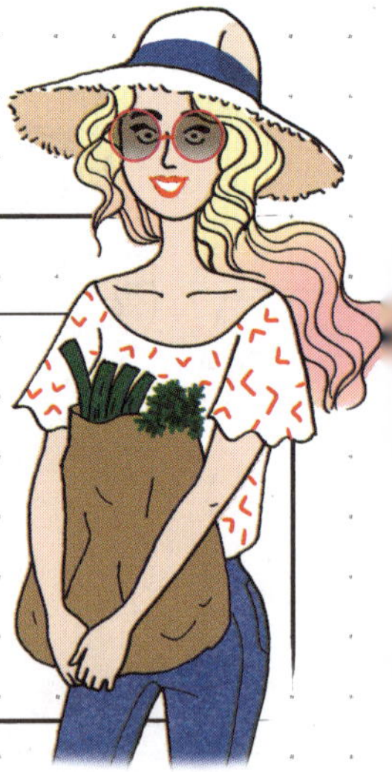

Zoom sur le it-bag le plus éco-friendly et intemporel qui vous rendra belle de l'intérieur.

AUTOMNE	HIVER
Artichaut, aubergine, betterave, brocoli, carotte, chou, chou-fleur, courge, courgette, céleri, endive, épinard, fenouil, haricot vert, laitue, navet, panais, poireau, pomme de terre, potiron, radis, salsifis, topinambour	Betterave, carotte, chou, courge, crosne, céleri, endive, mâche, navet, oignon, panais, poireau, pomme de terre, salsifis, topinambour
Châtaigne, citron, coing, figue, framboise, myrtille, noix, poire, pomme, raisin	Citron, clémentine, kiwi, orange, pamplemousse, poire, pomme

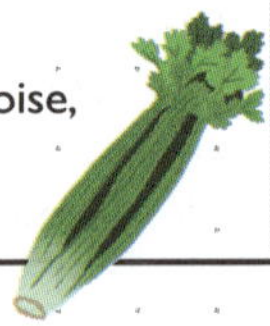

PRINTEMPS	ÉTÉ
Asperge, artichaut, betterave, blette, carotte, chou-fleur, concombre, céleri, endive, laitue, épinard, radis, pomme de terre Citron, poire, pomme, pamplemousse, fraise, rhubarbe, framboise, abricot	Tomate, concombre, radis, épinard, aubergine, courgette, fenouil, artichaut, betterave, blette, brocoli, carotte, céleri, fenouil, haricot, laitue, poivron Tomate, melon, nectarine, pêche, pastèque, prune, abricot, cerise, groseille, rhubarbe, fraise, citron

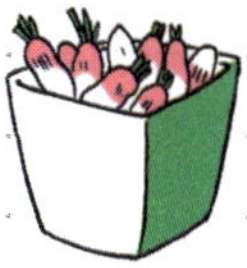

Pour résumer, placardez sur votre réfrigérateur la formule suivante :
«Je mange le plus possible fait maison, local, varié et de saison». C'est tout! Et c'est déjà énorme!

Mon alimentation gut-friendly

Je nourris les bonnes bactéries : prébiotiques et probiotiques

Nourries, logées, blanchies dans votre intestin, les bactéries grignotent à chaque repas une partie de votre festin. Comme vous le savez, il y a la team #bonnesbactéries super healthy, qui se nourrit exclusivement d'aliments sains et bons pour la santé. En face, la team #mauvaisesbactéries raffole de sucreries et autres plats industriels. Inutile de vous demander quel camp soutenir : apprenez à nourrir ce beau petit monde le plus convenablement possible. Zoom sur les nutriments chouchous de vos bonnes bactéries pour une alimentation gut-friendly. Les aliments de source végétale d'où sont issus prébiotiques et probiotiques sont excellents pour votre belly.

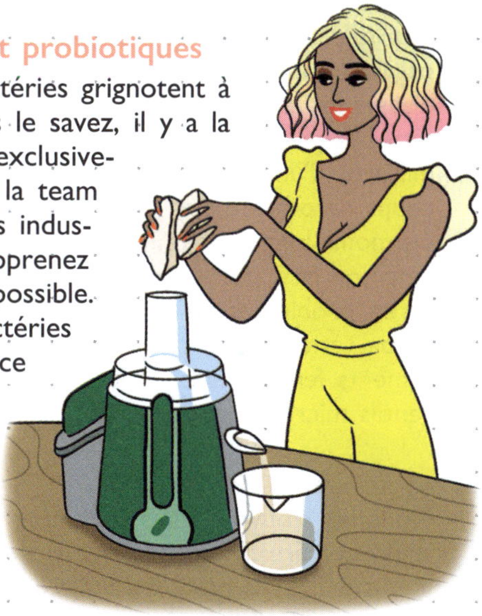

Les prébiotiques (la nourriture de vos bonnes bactéries) sont un véritable carburant pour soutenir un microbiote intestinal sain dans sa diversité. Parmi eux, nous comptons…

PRÉBIOTIQUES	SOURCE ALIMENTAIRE
Les fibres solubles	• **Légumes** (poireau, épinards, haricots verts, chou vert, choux de Bruxelles, betterave rouge, carotte, asperge, pomme de terre, topinambour…) • **Légumineuses** (haricots rouges, lentilles, pois, fèves) • **Fruits** (framboise, mangue, pomme, poire, orange, pamplemousse, figue, pruneau, raisin sec…) • **Noix** (amande, noix) • **Autres :** psyllium, son d'avoine, orge, oignon

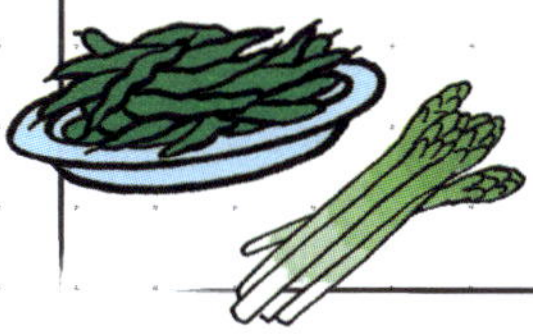

Prébiotiques	Source alimentaire
Les fibres insolubles	Céréales complètes, légumineuses, choux, épinards, haricots verts, framboise, pomme, banane, amande
Les amidons résistants	• **Légumineuses** (haricots secs, pois, lentilles, soja) • **Céréales complètes** (avoine, riz brun ou blé complet, orge, sarrasin) • **Autres :** Banane, pomme de terre et châtaigne
Les fructanes	Artichaut, asperge, ail, oignon, poireau, pissenlit, salsifi, chicorée, banane, melon, céréales complètes (seigle, blé, orge)
Le bêta-glucane	Avoine, seigle, orge, sorgho
Les polyphénols	Thé vert, fruits rouges, raisin, cacao, aromate (origan, romarin, thym, basilic, carvi, coriandre), huile d'olive

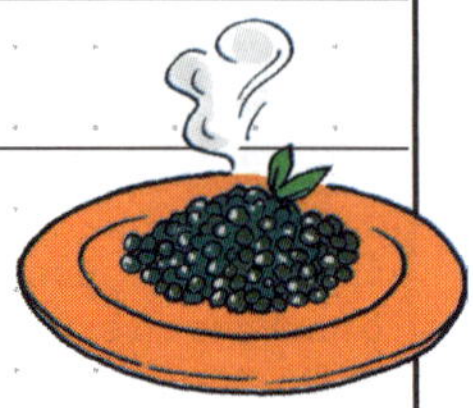

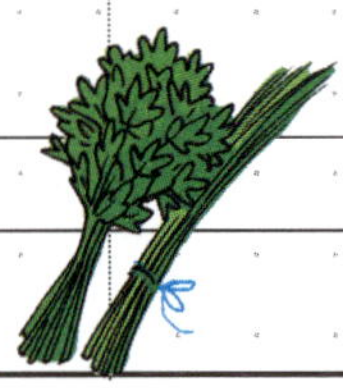

Les probiotiques, quant à eux, ne sont pas des aliments mais des micro-organismes vivants qui, pris sous forme de compléments alimentaires ou d'aliments fermentés, viennent repeupler la petite colonie de bonnes bactéries et de levures utiles à une bonne santé. On les compte d'ailleurs en milliards d'unités formant colonies (UFC pour les intimes). Véritables coups de pouce pour votre microbiote, ils se prennent en cure plus ou moins longue et raflent la palme d'or des ordonnances de micro-nutrition face aux tracas digestifs, asthme, allergies, douleurs articulaires, problèmes de peau… À chaque problématique sa souche de bactéries et son dosage bien précis ! RDV p. 30 au sujet des aliments fermentés pour découvrir une source naturelle de ces gentils microbes gut-friendly.

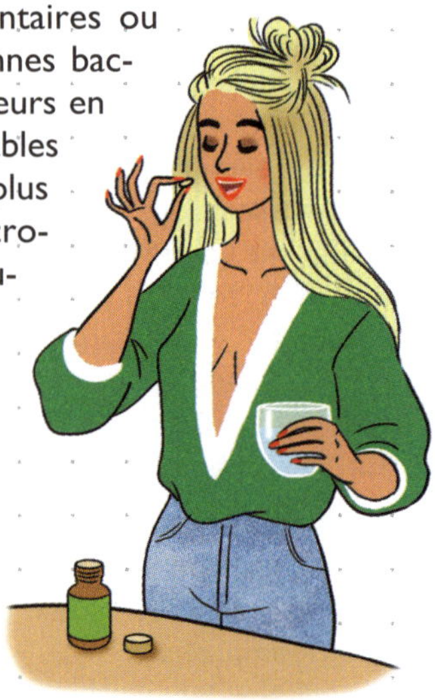

Zoom sur les fibres et leurs superpouvoirs

Nous les trouvons dans les aliments d'origine végétale (fruits, légumes, céréales et légumineuses).
Il existe 2 types de fibres qui très souvent cohabitent dans les végétaux. Si elles ne jouent pas le même rôle, elles sont très complémentaires.

Les fibres solubles	Les fibres insolubles
Elles se gonflent d'eau et aident à pousser les déchets dans l'intestin.	Elles ne se mêlent pas à l'eau, mais ont la capacité d'accélérer le transit intestinal.
• **Légumes** : poireau, épinards, haricots verts, chou vert, choux de Bruxelles, betterave rouge, carotte, asperge, pomme de terre, topinambour…	• **Légumes :** chou-fleur, chou kale, épinards, navet, haricots verts • **Fruits :** framboise, pomme, poire, banane, fraise

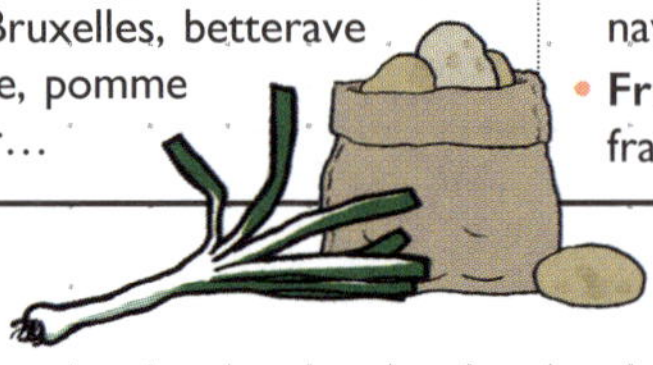

LES FIBRES SOLUBLES	LES FIBRES INSOLUBLES
• **Légumineuses** : haricots rouges, lentilles, pois, fèves • **Fruits** : framboise, mangue, pomme, poire, orange, pamplemousse, figue, pruneau, raisin sec… • **Noix** (amande, noix, etc.) • **Autres :** psyllium, fucus, caroube, son d'avoine, orge, oignon	• **Légumineuses** : toutes • **Autres :** noix et graines, son de blé, céréales complètes 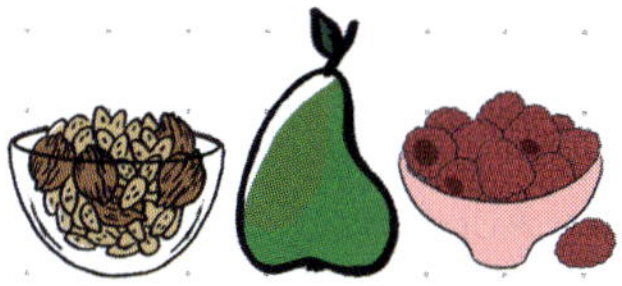

Les fibres appartiennent en effet à la famille des sucres, elles font partie des glucides (les principaux nutriments qui donnent de l'énergie à notre corps).

Les fibres : des glucides pas comme les autres!

Déjà leur apport calorique est super bas (moins de 2 kcal par gramme contre 4 kcal pour 1 gramme des autres sucres). Elles sont aussi constituées principalement de cellulose, un sucre que nous ne sommes pas capables d'absorber. Ces demoiselles ne peuvent donc pas être assimilées à proprement parler par notre tube digestif. C'est à dire qu'elles resteront quasiment intactes tout au long de leur trajet dans nos intestins. Mais alors pourquoi est-il si important de manger des fibres?

Cinq bonnes raisons de manger des fibres à chaque repas :

1. **Elles déstockent les graisses!**

L'hormone de référence côté minceur c'est l'insuline, petite chef d'orchestre du métabolisme des sucres et des graisses. En effet, à chaque fois que vous consommez des sucres, votre pancréas synthétise de l'insuline. Son rôle est simple : dispatcher le sucre là où l'organisme en a besoin. Jusqu'ici, tout va bien. En revanche, si votre alimentation apporte plus de sucres que les besoins réels de votre corps, ça se complique. L'insuline convertira alors ce surplus en notre ennemi redoutable : les graisses! Elle leur ordonnera ensuite de se stocker gentiment sur nos jolies fesses ou sur notre ventre sous forme de petites cellules graisseuses. Pas de panique, les fibres ont plus d'un tour dans leur sac pour éviter ça! Leur présence dans l'assiette permet de diminuer l'assimilation du sucre dans le sang. En réduisant l'assimilation du sucre et donc l'intervention de l'insuline, les fibres « désactivent » le mécanisme de stockage des graisses et permettent à notre silhouette de s'affiner. CQFD ! Les fibres ont également un rôle très intéressant pour réduire le cholestérol et les risque de diabète! En effet, elles évitent les shots de sucres industriels répétés au quotidien qui dérèglent l'insuline et sont à l'origine du développement du diabète au long terme. On résume : Les fibres = un allié minceur ET santé!

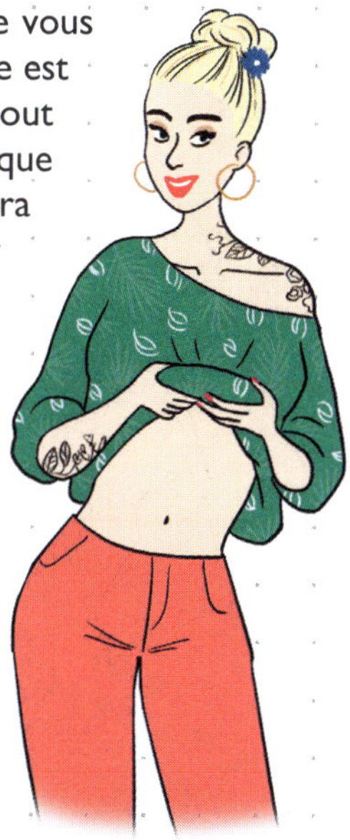

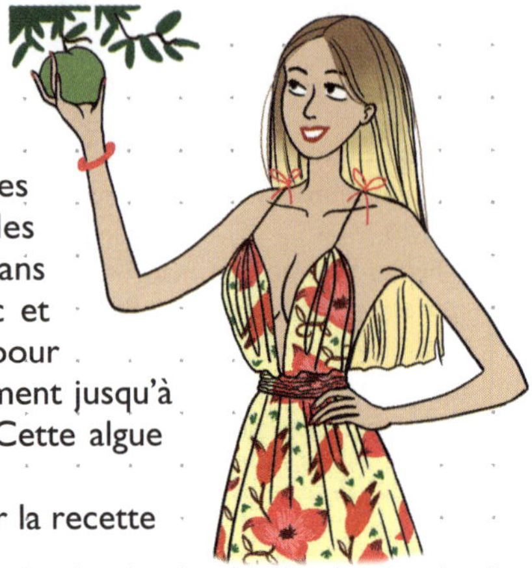

2. Elles ont un effet coupe-faim

De par leur grande taille moléculaire et parce qu'elles gonflent dans l'estomac au contact des liquides, les fibres rassasient rapidement. Ce sont des alliés incontournables pour garder la ligne ! Par exemple, la pectine, présente dans la pomme, est une fibre soluble qui gonfle dans l'estomac et offrira une vraie sensation de satiété. Hop là, une pomme pour caler le petit creux de 11 heures vous fera patienter sagement jusqu'à l'heure du déj'. Autre « superfibre minceur » : l'agar-agar. Cette algue rouge est un gélifiant naturel composée à 80 % de fibres. RDV p. 40 (yolo sur votre programme minceur) pour tester la recette de la potion magique contenant ces 2 ingrédients phare !

3. Elles nourrissent le microbiote intestinal et nous gardent en bonne santé !

Eh oui, les petites bactéries présentes dans nos intestins ont aussi besoin de se nourrir et, parmi leurs aliments préférés, les fibres arrivent en pole position ! Ces bactéries ont même la capacité de fabriquer, à partir des fibres, des acides gras à chaîne courte superutiles au bon fonctionnement de notre corps et de notre immunité.

4. Les fibres luttent contre la constipation !

Ces supernutriments jouent un rôle très intéressant dans le nettoyage de votre tube digestif. En augmentant le volume des selles et les mouvements de l'intestin, ces grosses molécules vont agir comme de petits éboueurs et permettre de bien éliminer les déchets et les toxines et d'aller plus régulièrement aux toilettes. Un laxatif 100 % naturel et diaboliquement efficace. Ventre plat garanti !

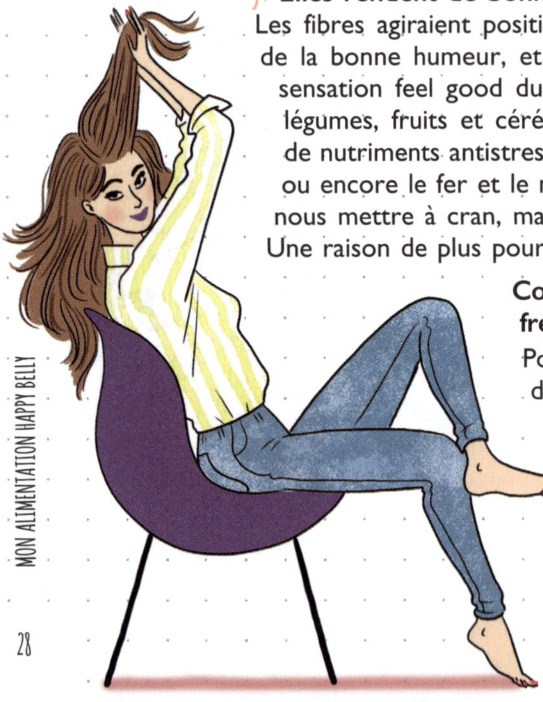

5. Elles rendent de bonne humeur

Les fibres agiraient positivement sur notre taux de sérotonine, l'hormone de la bonne humeur, et par voie de conséquence augmenteraient notre sensation feel good durant la journée. Sans oublier que les bons petits légumes, fruits et céréales riches en fibres sont également des bombes de nutriments antistress, comme les vitamines B6, B9, B12, la vitamine C, ou encore le fer et le magnésium. Si les régimes minceur ont tendance à nous mettre à cran, maigrir grâce aux fibres permet de garder la pêche ! Une raison de plus pour les mettre à tous vos menus !

Comment consommer les fibres et à quelle fréquence ?

Pour des intestins en pleine santé, il est recommandé de consommer 30 g de fibres par jour. Mais certaines études montrent que le contenu de nos assiettes ont plutôt tendance à avoisiner les 15 g. Évidemment, 100 g de légumes ne renferment pas 100 g de fibres. Alors comment s'y retrouver sans se prendre la tête ? Voici 5 tips pour composer votre assiette de manière adéquate.

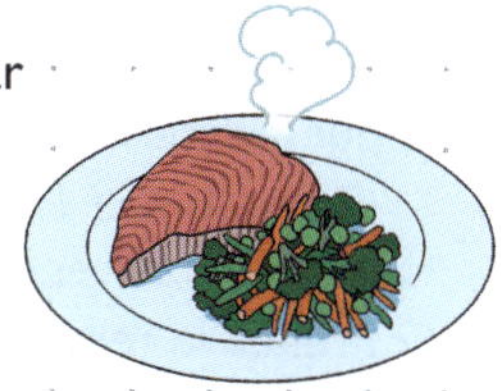

- Remplissez la moitié de votre assiette de légumes lors de 2 repas par jour au moins.
- Préparez-vous de délicieux smoothies le matin et soupes le soir. Leur forme liquide permet de consommer une quantité de fibres plus importante que sous leur forme solide. Le tout sans alourdir votre digestion. Le remède IM-PA-RABLE pour les transits paresseux.
- Préférez les céréales et farines complètes aux raffinées, car ces dernières perdent leur son et leur germe qui renferment tous les nutriments essentiels dont les fibres !
- Snackez intelligent avec des fruits secs qui sont plus concentrés en fibres que leur version fraîche. Et contrairement à ce qu'on croit, monsieur pruneau se fait détrôner par la figue sèche en matière de fibres. Du coté des oléagineux, la palme revient à l'amande. Consommez-la de préférence avec sa peau et bio. Une petite poignée par encas, pas plus !
- En été, pensez aux fruits rouges comme le cassis, la groseille et la framboise, riches en fibres et au pouvoir antioxydant imparable.

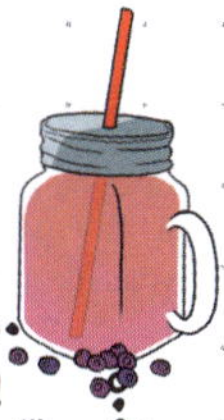

Un apport journalier en fibres dans votre assiette…

1 pomme (3 g de fibres) en lamelles dans un porridge de flocons d'avoine au petit déjeuner (2 g)
\+ 1 bol de riz complet (1,8 g de fibres) + 150 g de légumes verts le midi (10 g)
\+ 1 poignée d'amandes (3,8 g de fibres) + 2 figues sèches pour l'encas de 16 heures (4,6 g)
\+ 2 bols de soupe de légumes de saison le soir (2 g de fibres) + 2 carrés de chocolat noir (1,3 g)

= 30 g de fibres ! #lecompteyest

Décryptons nos emballages !
L'allégation « source de fibres » signifie qu'il y a au moins 3 g de fibres/100 g de ce produit
L'allégation « riche en fibres » signifie qu'il y a au moins 6 g de fibres/100 g.

Est-ce que les fibres irritent les intestins ?

Les fibres n'ont en effet pas que des qualités. Si certaines favorisent les bonnes bactéries, les fibres insolubles peuvent parfois être irritantes. Cela dépend grandement de l'intégrité de votre paroi intestinale et de la bonne santé de votre microbiote (une quantité suffisante de bonnes bactéries). En d'autres termes, si votre digestion n'est pas top, comme c'est le cas du syndrome de l'intestin irritable, il se peut que ces fibres vous irritent.

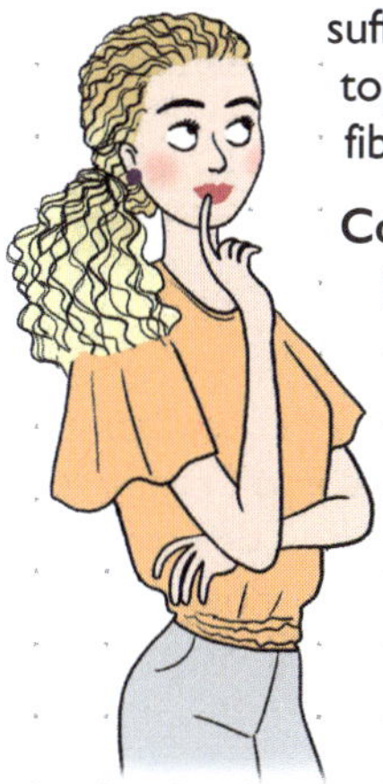

Comment faire si j'ai les intestins fragiles ?

Face à des intestins fragiles, voici quelques conseils pour profiter uniquement des bienfaits de nos amies les fibres…

- Réduisez votre consommation de céréales complètes (préférez le riz blanc par exemple), crudités, fruits secs, choux, noix et graines, fruits acides, café, thé et alcool, épices. Intégrez-les de manière progressive dans votre alimentation pour habituer votre intestin à bien les digérer petit à petit (en augmentant petit à petit la population de vos bonnes bactéries).

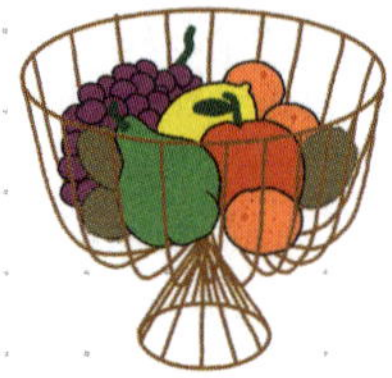

- Préférez les crudités en début de repas. Elles contiennent des enzymes qui faciliteront la digestion des aliments qui suivront.
- Consommez les fruits en dehors des repas (30 minutes avant ou 2 heures après) afin d'éviter toute fermentation du bol alimentaire.
- Prenez le temps de mâcher vos aliments afin de laisser le temps nécessaire aux enzymes salivaires de faire leur boulot de prédigestion.
- Mangez dans un environnement calme, sans être stressée. Rappelez-vous que notre deuxième cerveau emmagasine le stress. La digestion peut s'en trouver contrariée.

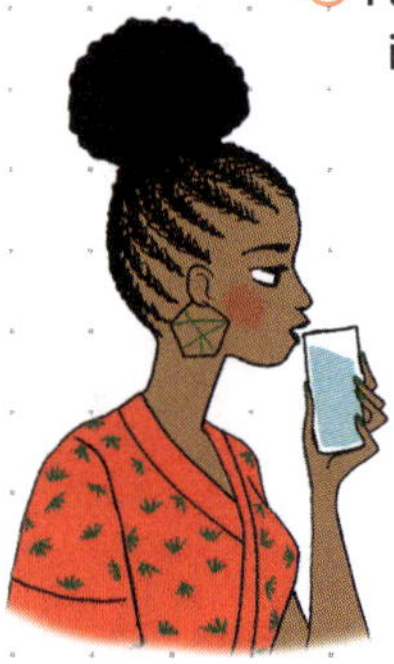

- Faites tremper 6 à 12 heures les légumineuses ayant une forte teneur en fibres insolubles comme les pois chiches, les lentilles, les haricots coco… avant leur cuisson afin d'enclencher un travail de prédigestion en désactivant des inhibiteurs d'enzymes. En d'autres termes, ce processus les rendra beaucoup plus digestes.
- Buvez beaucoup d'eau tout au long de la journée : entre 1,5 et 2 litres pour favoriser l'élimination des fibres insolubles en douceur, sans irriter vos intestins. Mais évitez de boire pendant les repas pour ne pas diluer les sucs digestifs.
- Évitez tout ce qui cause des gaz : boire avec une paille, mâcher du chewing-gum et consommer des boissons gazeuses.

Les bienfaits des aliments fermentés

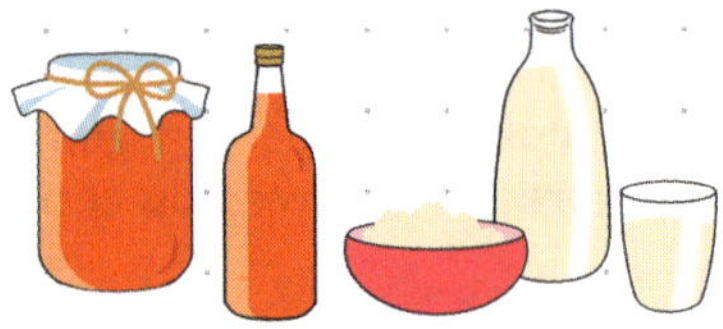

Au royaume des bactéries, les aliments fermentés sont les it-food ! On les aime pour leurs vertus santé, car ils apportent des micro-organismes vivants : la façon la plus naturelle de prendre vos probiotiques ! Parmi eux, notre cher yaourt et ses charmantes bifidobactéries, mais aussi des petits nouveaux qui pointent leur nez sur les étals des magasins bio comme le kéfir (boisson fermentée), le kimchi (légumes lacto-fermentés coréens), le tempeh (fromage de soja), le miso (pâte fermentée japonaise) ou encore le kombucha, une boisson fermentée super pétillante et rafraîchissante qui peut facilement remplacer un petit verre de vin à l'apéro. #guiltfree.

Sans oublier les fameux cornichons et la choucroute qu'on aime tant en hiver mais que l'on peut aussi revisiter sur un toast de seigle avec du saumon ou du hareng et des pommes de terre vapeur pour un goût scandinave.

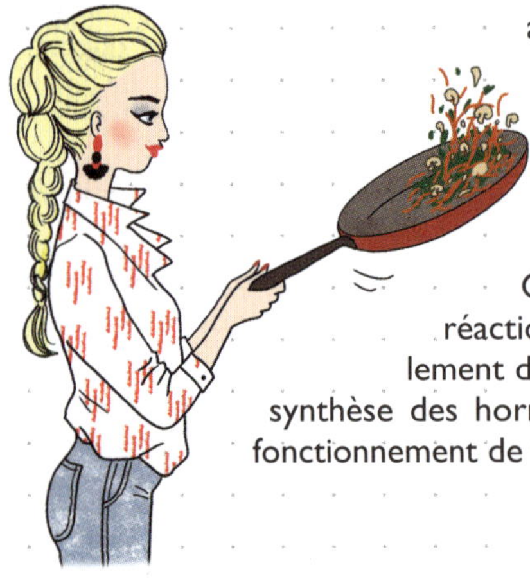

Les vitamines, minéraux et autres cofacteurs de ma digestion

Ces micronutriments sont indispensables à l'ensemble des réactions chimiques qui se produisent dans le corps : renouvellement des cellules, réparation des tissus, élimination des toxines, synthèse des hormones, etc. Ils mettent leur nez partout. Pour le bon fonctionnement de votre ventre, il y a surtout la L-Glutamine, la vitamine D,

le zinc, les polyphénols, la vitamine B9 et le fer que l'on retrouve dans les viandes, fruits de mer, céréales complètes, légumes secs, légumes verts, bouillons d'os, thé vert, ail, persil, curcuma et gingembre.
Si une carence est avérée, une supplémentation pourra être envisagée. Attention à l'automédication : pris en excès, les micronutriments peuvent être néfastes. Le suivi par un spécialiste est recommandé pour garder un apport optimal.

Les bons combos gut-friendly !

- Ne mangez qu'une seule sorte de protéine par repas (par exemple on ne mélangera pas les lentilles à la viande) pour faciliter la bonne assimilation des acides aminés.
- Idem pour les amidons. Consommez-en un seul par repas !
- Associez toujours les légumes aux céréales. Vous bénéficierez ainsi de tous les nutriments nécessaires et d'une énergie qui se diffusera tout au long de la journée.
- Associez les crudités aux féculents (riz, pomme de terre) pour augmenter la tolérance au cru.

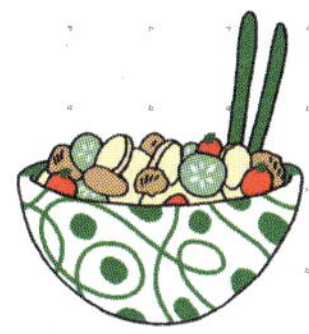

Les pires associations alimentaires

- Fruits + protéines au cours d'un même repas = fermentation et donc ballonnements (no way !) : les protéines étant complexes à digérer, les sucres des fruits resteront plus longtemps dans le tube digestif et, sous l'effet des bactéries, ces sucres vont fermenter et provoquer des ballonnements parfois très incommodants. Il est préférable de les consommer en dehors des repas pour une assimilation plus rapide.
- Les protéines fortes (viandes, volaille, poissons, fromages cuits, crustacés, œufs) + les amidons forts (blé, épeautre, orge, quinoa, avoine, maïs, riz, seigle, sarrasin) = digestion compliquée ! La digestion en milieu acide de la protéine bloque en effet celle de l'amidon.
- Si un plat mélange des protéines et des amidons forts, respectez la règle des proportions : ¼ amidon fort + ¾ protéines fortes ou ¾ amidons forts + ¼ protéines fortes.

Vive les petits producteurs locaux de qualité

La malbouffe, la surindustrialisation et l'agriculture intensive ne détruisent pas seulement notre jolie planète mais aussi notre santé, cellule après cellule ! Partez faire le marché une fois par semaine et faites le plein de ces aliments produits dans votre région ou tout du moins dans votre pays. En achetant directement auprès de vos petits producteurs, vous faites du bien à votre santé et à celle de la planète, tout en dynamisant le commerce local.

Je réduis mes déchets
En réduisant vos emballages, vous limitez la contamination de vos aliments par des substances à risques (Bisphénol A, phtalates, hydrocarbures, aluminium, microplastiques) dont la grande majorité sont des perturbateurs des glandes endocrines et du microbiote (même si on en parle beaucoup moins). Il a même été prouvé que certaines substances auraient un impact direct sur la perméabilité de notre intestin, c'est-à-dire sur notre capacité à bien assimiler les nutriments nécessaires à notre santé mais aussi sur le développement de certains cancers. Cette contamination ne s'arrête pas à notre organisme, elle vient ensuite polluer notre belle planète en l'ensevelissant sous des montagnes d'emballages en plastique plus ou moins recyclable alors même que la durée d'utilisation de certains est dérisoire, voire parfaitement inutile (poke le petit café à emporter du matin, dont le gobelet finit 5 minutes plus tard à la poubelle. On apporte son propre coffee to go).

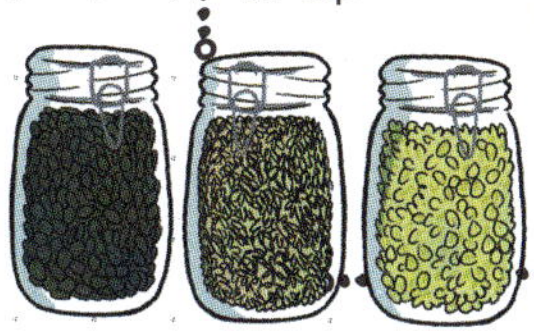

J'élimine les ennemis de mon belly

Haro sur les sucres industriels

Poison numéro 1 de vos cellules, le sucre raffiné (sucre blanc) a un index glycémique supersonique. C'est à dire qu'il a la capacité de faire grimper votre taux de sucre dans le sang et donc votre insuline en un temps record. Et ces pics de glycémie épuisent l'organisme, dérèglent le métabolisme et font dysfonctionner le rythme des hormones qui régulent votre appétit.

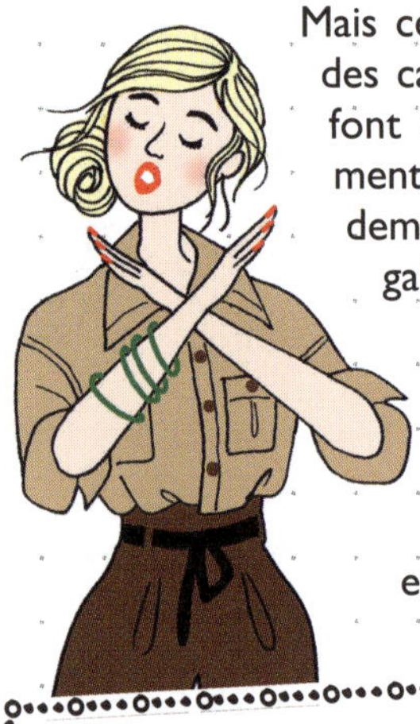

Mais ce n'est pas tout : en plus d'être addictifs, les sucres raffinés sont des calories vides. Un véritable leurre pour vos cellules, puisqu'ils leur font croire qu'ils apportent de l'énergie alors qu'ils en sont totalement dépourvus ! Votre corps, frustré et agacé par la supercherie, en demandera encore et encore. C'est par ce biais que les vilaines fringales s'invitent dans votre quotidien. Last but not least, les sucres raffinés font grimper le stress oxydatif et l'inflammation cellulaire. En d'autres termes, ils créent un environnement propice au développement de toutes sortes de maladies... Vous l'aurez compris, ces sucres sont nos pires ennemis ! Misez plutôt sur les sucres naturels et complexes que l'on trouve dans les fruits et les céréales complètes.

Attention aux sucres cachés !
Les sucres ne se limitent pas aux produits « sucrés » : les plats tout prêts comme votre pizza surgelée, ou encore vos steaks hachés surgelés en sont garnis. Saviez-vous que consommer une pizza surgelée revient à manger 8 morceaux de sucre ? Rien de tel qu'une bonne pizza maison ! Pour les repérer, regardez dans le tableau nutritionnel au dos de votre paquet la catégorie « glucides dont sucres ». Ce sont très exactement ces « sucres » qui sont souvent des sucres ajoutés.

Les mauvaises graisses

Dans la famille des graisses, il existe aussi 2 clans – les bonnes ET les mauvaises. Nous avons plutôt tendance à les mettre dans le même panier, mais il en va de votre santé de bien faire le distinguo.

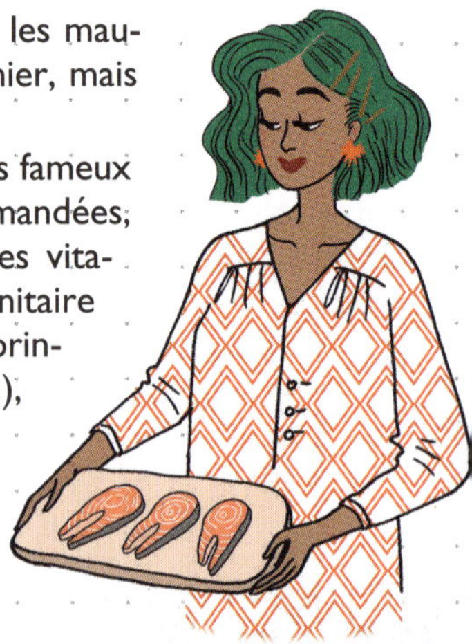

- **Les graisses mono-insaturées, voire polyinsaturées** comme les fameux acides gras essentiels de type oméga 3 et 6, en quantité recommandées, nous veulent du bien. Ces bons gras favorisent l'absorption des vitamines A, D, E, K liposolubles, soutiennent notre système immunitaire et régulent l'inflammation dans le corps. Nous les retrouvons principalement dans les poissons gras (saumon, hareng, sardines...), les graines de lin, l'avocat, les oléagineux (amandes, noisettes) et les huiles végétales de haute qualité (bourrache, colza, olive, cameline).
- **Les graisses saturées** quant à elles ont plutôt tendance à nous faire des crasses. Celles contenues dans le jaune de

votre œuf à la coque ou dans votre petit morceau de fromage passent sans problème, mais cela se corse quand elles ont la belle idée de chauffer dans la poêle et de virer « trans ». Une orientation moléculaire différente sous l'effet de la chaleur qui devient un véritable poison pour nos artères. C'est le cas de la majorité des matières grasses cuites (viande rouge, beurre, graisses animales et la majorité des huiles végétales). Préférez leur homologue frais et l'huile d'olive qui reste la meilleure option pour la cuisson (car elle supporte très bien les températures élevées).

Et je ne vous parle pas de celles qui subissent moult transformations industrielles que l'on retrouve dans vos plats tout prêts, paquets de chips, donuts et fast food. Good bye la junk food ! Hello les bons gras !

Les excitants (café, soda, jus de fruits industriels, alcool)

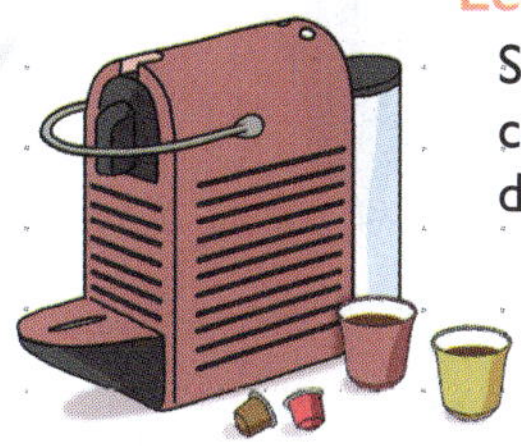

Sucres raffinés, alcool et caféine ont un point commun : ils excitent notre corps et agissent telle une drogue, avec le risque de développer une forme de dépendance. Si vous êtes dépendante de votre petite dose de caféine pour tenir le rythme effréné de vos journées ou si « le petit cookie » du goûter s'est transformé en boulottage intempestif de paquet, vous avez peut-être un problème d'addiction... En réduire votre consommation sera le début de la délivrance. Vous pouvez remplacer votre café par de la chicorée riche en inuline (fibre prébiotique) ou des tisanes. Le kombucha sera un excellent substitut à votre petit verre de vin, et vous préférerez les fruits et gâteaux maison aux biscuits industriels. Pour remplacer vos sodas et boissons sucrées, vous connaissez l'eau qui coule du robinet ? Elle est excellente pour votre santé ! À consommer sans modération !

Le gluten : ami ou ennemi de mon ventre ?

Le gluten est une substance collante (en latin = colle, glu) composée de protéines (gliadines et gluténines) que l'on trouve dans certaines céréales comme le blé, le seigle, l'avoine ou encore l'orge. Cette substance collante confère de jolies propriétés de liant bien utiles en boulangerie pour former les pâtes malléables de vos baguettes et croissants. Ami ou ennemi ? Tout un débat ! Cette substance est pour certains d'entre nous très difficile à digérer (pour les personnes hypersensibles, intolérantes au gluten ou atteintes de la maladie cœliaque). Trop nombreux cependant ne consomment plus de produits contenant du gluten alors qu'ils n'ont en réalité aucun problème. Souvent le gluten n'est pas le problème mais vient des sucres associés aux produits contenant du gluten qui perturbent votre digestion : en fermentant de manière excessive au contact d'un microbiote déséquilibré, ils provoqueront ballonnements et gaz.

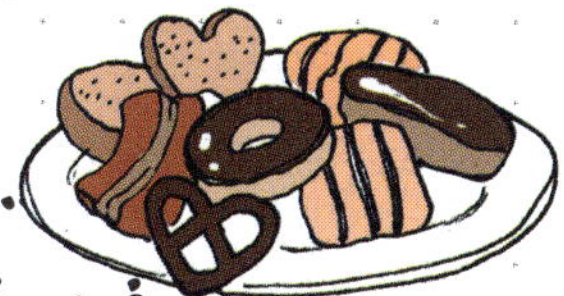

FR-000-000

Les étiquettes des aliments sans gluten à la loupe...
Beaucoup pensent que les produits sans gluten sont forcément plus sains. Or de nombreux produits marketés « gluten-free » sont en réalité de très mauvaises alternatives nutritionnelles puisqu'ils sont bourrés d'additifs, de sucres cachés, voire d'huile végétale dont la tant controversée huile de palme.

Suis-je sensible ou vraiment intolérante au gluten ?

Pour faire le test rien de plus simple. Éliminez les produits contenant du gluten (y compris les produits industriels estampillés « gluten-free ») pendant 1 mois. Remplissez votre journal alimentaire (p. 22) durant ce mois et notez précisément la qualité de votre digestion (ballonnements, gaz, tensions…), votre humeur, vos douleurs articulaires, les boutons sur votre visage (s'ils disparaissent ou non), bref, tout ce qui vous tracasse ! Si au bout d'un mois, vous observez une amélioration, il est possible que les produits contenant du gluten soient à éliminer de votre assiette. Referez-vous alors au tableau suivant pour voir comment les troquer.

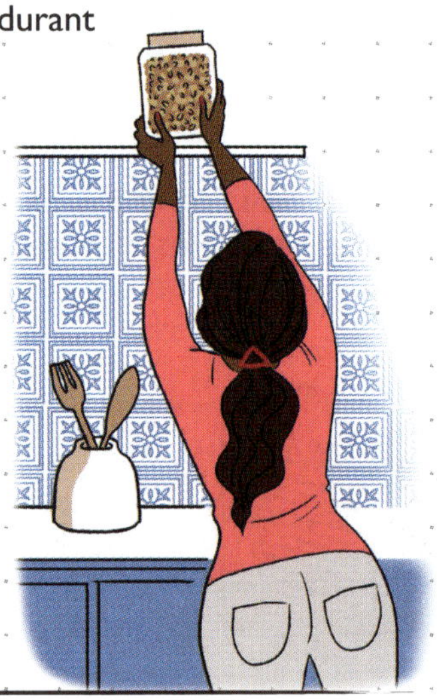

Comment cuisiner sans gluten ?

La cuisine sans gluten ne doit pas être synonyme de frustration. Trouver pour chacun de vos aliments favoris son petit substitut « gluten-free » sera la clé d'un régime alimentaire sans gluten réussi. Voyons plutôt par quoi remplacer vos aliments chouchous Easy peasy !

JE REMPLACE…	PAR…
Baguette, pain complet, pain de mie	Pain sans gluten, galettes de sarrasin, pain azyme, tortillas de maïs ou galettes de riz
Pizzas	Quiches et tartes salées sans pâte ou avec une pâte sans gluten
Pâtes	Riz, pommes de terre, quinoa, maïs, vermicelles de riz, nouille soba, gnocchi de pomme de terre, dumpling à la farine de riz, pâtes aux lentilles corail ou à la farine de pois chiche
Céréales pour le petit déj'	Porridge (flocons d'avoines sans gluten), muesli sans blé, riz soufflé, cornflakes, flocons de quinoa ou de sarrasin soufflés, pudding de graines de chia… Sinon, vous avez gouté les smoothies ?
Cookies, pâtisseries et autres viennoiseries	Biscuits fait maison à base de fécule de maïs, farine de riz, fécule de pomme de terre, farine de châtaigne, farine de sarrasin, arrow root Une tuerie quand ils sortent du four !
Semoule et boulgour	Fonio (petite graine originaire d'Afrique), amarante ou encore quinoa pour de bons taboulés et couscous sans gluten
Biscuits apéritifs et crackers	Chips de maïs, olives, petits anchois marinés, sticks de carotte, céleri, tomates cerises, lamelles de fenouil cru et radis pour agrémenter les anchoïades et tapenades

Dois-je éliminer le lactose pour soulager mon ventre ?

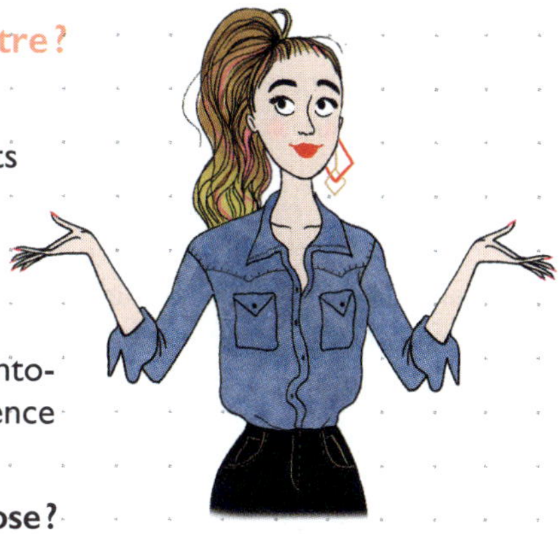

Pourquoi je digère moins bien le lait ?

S'il est utile de boire du lait quand nous sommes enfants pour sa forte teneur en calcium qui soutient une bonne croissance, une fois l'âge adulte atteint, nos besoins sont moindres. Comme la nature est bien faite, la lactase, petite enzyme produite par le corps qui digère le lactose (sucre du lait) diminue ! Il est donc assez fréquent d'observer des intolérances au lactose se développer à l'âge adulte, conséquence logique de cette carence en lactase !

Quels aliments éliminer pour une alimentation sans lactose ?

Une alimentation sans lactose peut être recommandée si vous le digérez mal ou en cas de troubles hormonaux. Nous trouvons du lactose dans les produits laitiers. La bonne nouvelle est que, sous l'effet des ferments lactiques que l'on retrouve dans les yaourts et les fromages, le lactose est prédigéré ! Plus besoin de lactase. S'il reste un peu de lactose dans les yaourts et fromages à pâte lactique comme la mozzarella ou les fromages frais, c'est à l'état de traces uniquement qu'on le retrouve dans les pâtes dures (gruyère, reblochon, emmental, parmesan, raclette) et de même dans le beurre qui n'en contient que très peu. Vous pourrez toujours consommer ce petit bout de fromage qui vous fait fondre à la fin du repas ou la tartine de beurre au petit déj' !

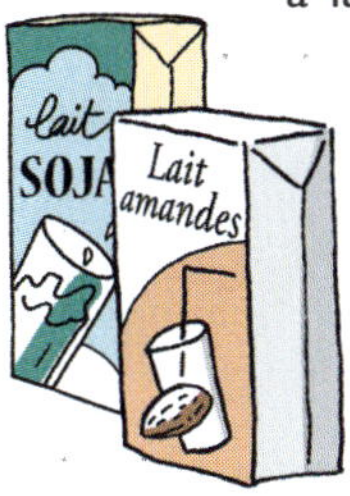

Par quoi je le remplace ?

Les laits végétaux sont une bonne alternative, même s'ils ne répondent pas à des laits à proprement parler d'un point de vue nutritionnels. Attention toutefois : hyper à la mode, ces alternatives végétales sont souvent bourrées de sucres ajoutés ! Le conseil pour bien choisir : regardez la liste des ingrédients, si le premier est le sucre, oubliez ! Un bon lait végétal ne se compose que de l'ingrédient principal, d'eau et éventuellement d'un peu de sel. That's all !

Suis-je intolérante aux FODMAPs ?

FOD-what ?

On ne peut pas parler ventre happy sans parler FODMAPs. Il s'agit d'un groupe de glucides à chaîne courte, fermentescibles et faiblement absorbés. En français, il s'agit de sucres qui ne se digèrent pas facilement et qui nourrissent copieusement nos bactéries dans les intestins. Ces sucres sont désignés sous l'acronyme FODMAPs qui veut dire : Fermentescibles + Oligosaccharides (fructanes et galacto-oligosaccharides [GOS]), Disaccharides (lactose), Monosaccharides (fructose, les glucides des fruits), And Polyols (sorbitol mannitol, xylitol, malitol, édulcorants).

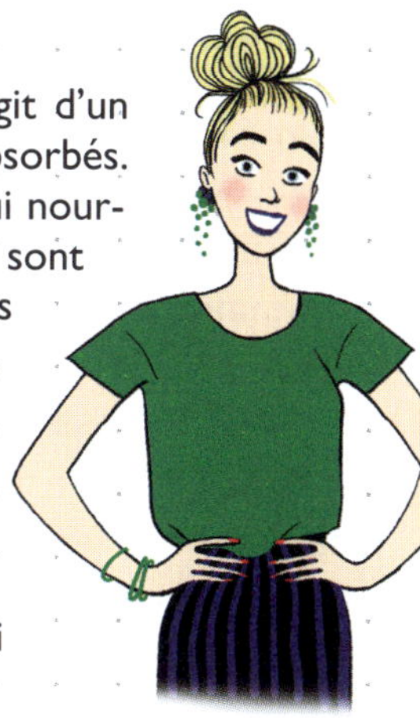

Dois-je les réduire ?

Les FODMAPs ne sont pas de mauvais aliments en soi, au contraire. Ils sont donc les bienvenues dans votre assiette si les bactéries qui peuplent vos intestins sont friendly et sont capables de s'en nourrir. Mais cela se complique si votre intestin pullule de méchantes levures et de bactéries pathogènes. Dans ce cas, les FODMAPS deviendront vos pires ennemis ! C'est souvent le cas chez les personnes souffrant du syndrome de l'intestin irritable (SII) ou d'une dysbiose intestinale (quand le microbiote est à l'envers). Un régime alimentaire pauvre en FODMAPs sera alors la clé dans la prise en charge de votre confort digestif. Mais comme ces FODMPAs se trouvent dans de nombreux aliments du quotidien, il est fortement conseillé de vous faire encadrer par un nutritionniste ou par un naturopathe expert en la matière pour éviter toute carence nutritionnelle.

Black-list des aliments à FODMAPs

Vous vous souvenez des aliments prébiotiques ? C'est justement la plupart d'entre eux qui pose problème lorsque votre microbiote est en berne, car il aura bien du mal à les digérer. Ils seront à réduire le temps de rééquilibrer votre flore intestinale. Un protocole bien précis qui consistera à les éliminer un certain temps de votre alimentation puis de les réintégrer un à un plusieurs semaines/mois plus tard. L'aide d'un nutritionniste spécialisé dans ce type de protocole est fortement recommandée.

- **Légumes** : ail, oignon, échalote, artichaut, asperge, betterave, chou-fleur, chou vert, poireau (partie verte), topinambour, champignon)
- **Fruits** : abricot, avocat, banane mûre, cerises, baies de goji, litchi, mangue, pêche, poire, pomme, prune, pomme grenade, fruits secs (raisin, dattes, figue, pruneaux, abricots) oléagineux (noix de cajou, pistache)
- **Légumineuses et féculents** : riz complet, haricot (rouges, noirs, flageolets), pois chiches
- **Céréales** : blé, seigle, orge, amarante, épeautre, boulgour
- **Viande** : chorizo, saucisse
- **Produits laitiers** : lait, fromage blanc, fromage frais, yaourt…
- **Boisson :** alcool, bière, vin, boissons sucrées, eau de coco, soda, thé noir
- Bonbons, chewing-gum…

Par quoi je les remplace ?

- **Légumes** : brocoli (en petite quantité), concombre, carottes, laitue, mâche, haricots verts, courgette, aubergine, céleri, poivron rouge, endive, potiron, courge, radis, pousses d'épinard, olives, panais, fenouil, patate douce (en petite quantité)
- **Fruits** : agrumes (mandarine, clémentine, orange, citron…), banane (verte), kiwi, ananas, raisin, mûres, myrtilles, fraise, framboise, melon, rhubarbe, fruit de la passion, ananas
- **Légumineuses et féculents** : quinoa, riz blanc, sarrasin, maïs, polenta, millet, pommes de terre…
- **Viandes** : toutes les viandes, volailles, poissons, œufs
- **Produits laitiers** : fromages à pâte dure, brie, camembert, bleu, beurre, laitages appauvris en lactose
- **Épices et herbes** : toutes.

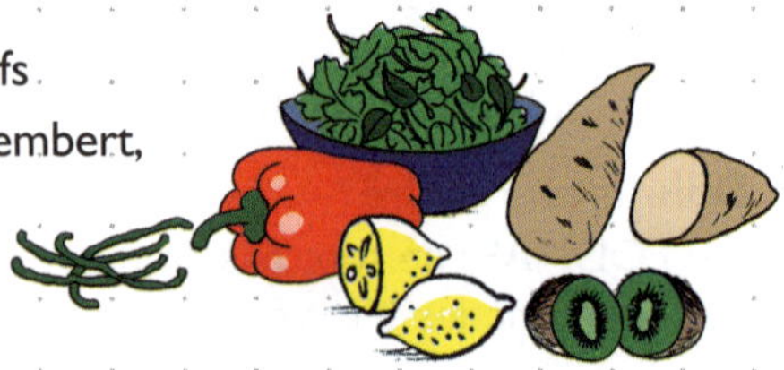

Et si je suis vegan ?

Le véganisme est une façon de s'alimenter tout à fait louable puisque qu'elle puise ses préceptes dans le respect de la cause animale. Les bienfaits d'une alimentation végétarienne sur notre organisme ne sont pas négligeables par ailleurs, puisqu'elle apporte plus de fibres, molécules antioxydantes, vitamines, minéraux, moins de graisses saturées. Cependant, avant de virer 100 % veggie : attention à l'effet populaire qui oublie de vous notifier deux points clés :

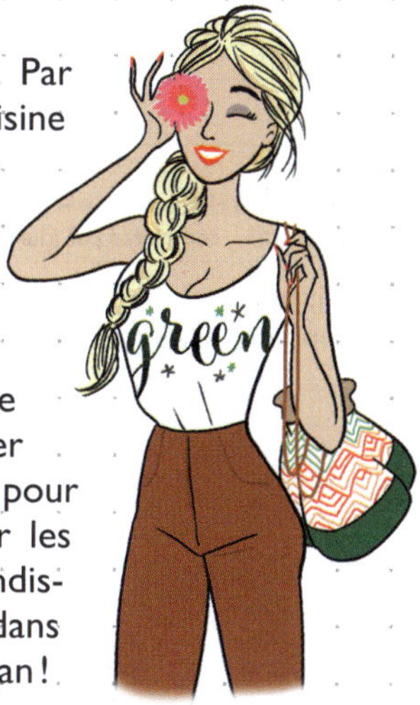

1. « Végétal » ne veut pas forcément dire sain et écoresponsable. Par exemple, les œufs des poules élevées en plein air de la ferme voisine seront de bien meilleure qualité et respectueux de l'environnement et de l'animal qu'un avocat sans goût issu de l'agriculture intensive qui déforeste toute l'Amérique latine, bombardé de pesticides, à l'empreinte carbone astronomique…
2. Aussi assurez-vous d'avoir un apport protéique suffisant : en effet, les protéines végétales sont moins bien absorbées par l'organisme que leurs homologues d'origine animale. Il faudra alors composer vos repas de légumineuses combinées aux céréales complètes pour obtenir l'apport journalier recommandé en acide aminés. Pour les 100 % vegan, une supplémentation en vitamine B12 sera aussi indispensable, puisque cette vitamine essentielle ne se trouve pas dans les sources végétales. Si vous respectez ces codes, alors go vegan !

Je traque la bad food dans mon assiette

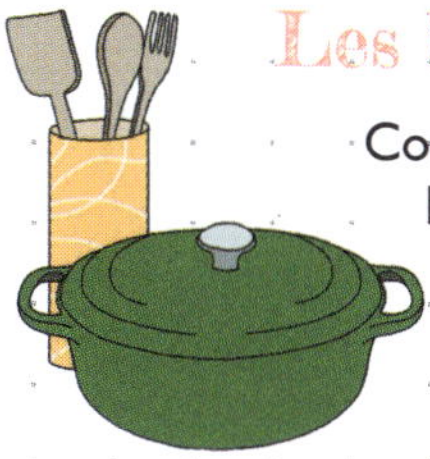

Les bienfaits d'une alimentation personnalisée

Comme vous le savez maintenant, notre microbiote, nos hormones, notre métabolisme…, bref à peu près tout en nous est unique. Notre alimentation ne peut donc pas échapper à la règle ! Personnaliser votre assiette est un facteur clé pour le bon équilibre de votre organisme. On oublie les conseils miracles de notre BFF et on zappe le dernier régime de star à la mode. Apprenez à personnaliser votre alimentation en fonction de vos propres besoins.

La pyramide alimentaire

- Eau et boissons (hors boissons sucrées et sodas) : à volonté
- Légumes : plus de 300 g/jour
- Fruits : 250 g/jour
- Féculents : à chaque repas + céréales complètes : 125 g/jour
- Produits laitiers : 2/jour (2 yaourts ou 2 bouts de fromage par exemple)
- Poissons, crustacés : 1 à 2 fois/semaine
- Légumineuses : minimum 1 repas/semaine
- Viande rouge : pas plus de 300 g /semaine
- Graines et oléagineux : 15 à 25 g/jour
- Produits transformés : consommation exceptionnelle ou modérée

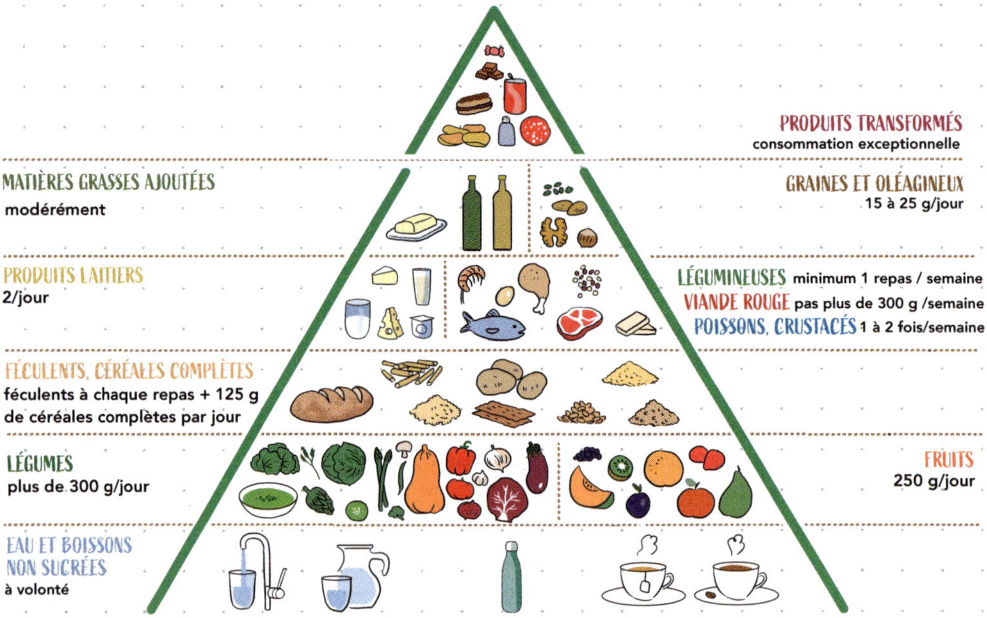

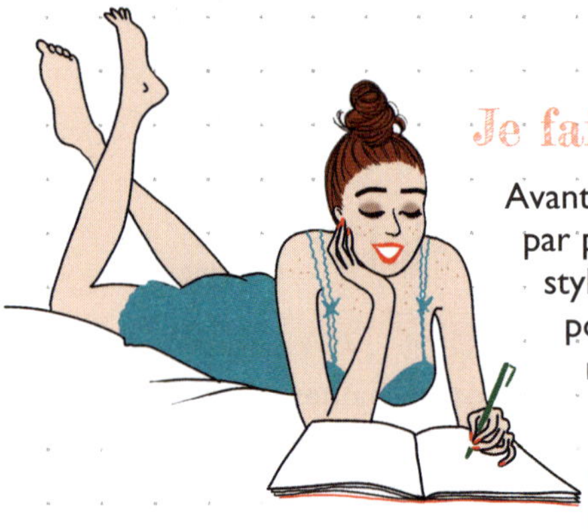

Je fais le point sur mon alimentation

Avant de les mettre en pratique via les programmes alimentaires par profil qui vous attendent (p. 40), je vous invite à prendre un stylo et à faire le point sur votre alimentation actuelle. Cochez pour chaque catégorie d'aliments si, par rapport aux recommandations de la pyramide, votre consommation est excessive. Tuto bene ?… sinon, relisez les premiers chapitres !

	LA BONNE QUANTITÉ	EN EXCÈS	PERFECTO	PAS ASSEZ
Eau, tisane, boissons non sucrées	À volonté			
Légumes	+ de 300 g/jour			
Fruits	250 g/jour			
Féculents (riz, pommes de terre…)	125 g/jour			
Céréales complètes (blé, maïs…)				
Produits laitiers	2/jour			
Volaille, œuf, poissons et légumineuses	À chaque repas et selon vos préférences			
▷ Poisson, fruits de mer	1 à 2 fois/semaine			

	LA BONNE QUANTITÉ	EN EXCÈS	PERFECTO	PAS ASSEZ
▷ Légumineuses	1 repas/semaine ou par jour si vous êtes végétarienne			
Fruits à coque et graines	15 à 25 g/jour			
Viande rouge	– de 300 g /semaine			
Matière grasse ajoutée (huile, beurre)	Modérément			
Produits industriels (gâteaux, pizza…)	Consommation exceptionnelle ou modérée			
Viandes transformées (charcuterie)	Consommation exceptionnelle ou modérée			
Boissons sucrées, sodas	Consommation exceptionnelle ou modérée			
Alcool	Consommation exceptionnelle ou modérée			

La check-list de mon alimentation Happy Belly

Notez à présent dans la colonne de gauche de ce tableau tous les aliments dont vous avez coché les cases « EN EXCÈS ». Au milieu notez ceux pour lesquels vous êtes bonne élève ! Et dans celle de droite, les aliments que vous ne consommez « PAS ASSEZ ».

JE RÉDUIS…	JE CONTINUE…	J'AUGMENTE…

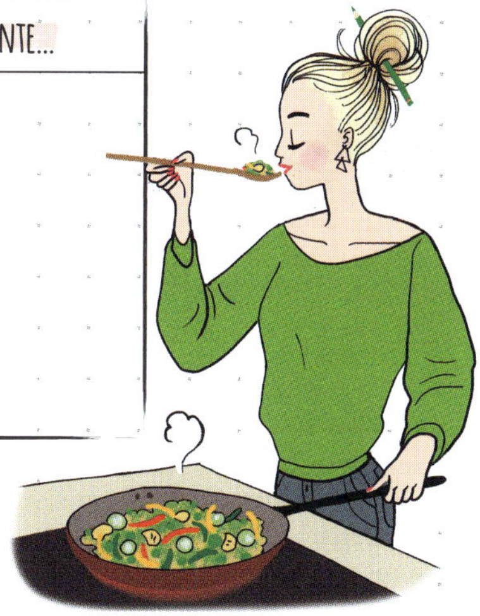

En suivant ces recommandations à la lettre vous faites un premier pas vers l'alimentation Happy belly !

Ma diète happy belly

Découvrez selon votre belly profil une semaine type de délicieux menus concoctés sur-mesure pour répondre à vos besoins nutritionnels.

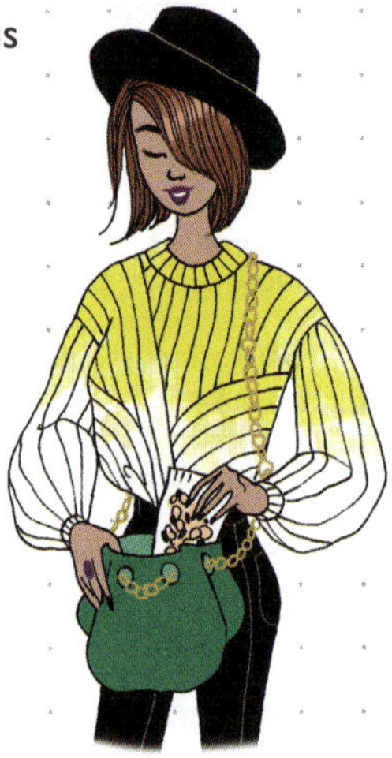

Ma semaine «Belly slim»

Les règles d'or

- Ne mangez pas plus que de raison, restez à l'écoute de votre faim.
- Ayez toujours un encas healthy sous la main en cas de craving incontrôlable (voir les propositions ci-dessous).
- Ne sautez pas de repas pour éviter les fringales incontrôlables.
- Buvez beaucoup d'eau et de tisanes entre les repas pour drainer votre organisme.

Les nutriments star de mon assiette

- Les légumes fibreux et riches en eau pour leur pouvoir rassasiant et drainant zéro calorie (champignon, concombre, pastèque).
- Les viandes maigres et légumineuses pour leur richesse en protéines rassasiantes.
- Les aliments brûle-graisse naturels : thé vert, ananas, aubergine, citron, cardamome.

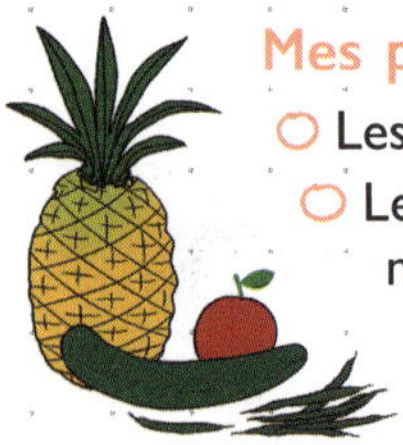

Mes pires ennemis

- Les sucres raffinés qui excitent l'appétit.
- Les graisses saturées (viande grasse, beurre cuit…) qui encrassent le métabolisme.

Mes petits menus pour mon belly slim

Lundi

PETIT DÉJEUNER	SNACK	DÉJEUNER	SNACK	DÎNER
• Pudding graines de chia au lait d'amande et fruits rouges (voir la recette de base p. 57) • Thé blanc	• Pudding de graines de lin à la cannelle (voir la recette de base p. 57)	• Poulet romarin citron et chou rouge • 1 pomme au four à la cannelle	• 1 poignée d'amandes • Tisane pissenlit	• Frittata champignon, tomates, épinards, oignons • 2 carrés de chocolat 85 % de cacao

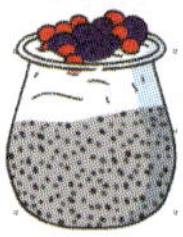

Mardi

Petit déjeuner
- Smoothie ananas, citron, fenouil, céleri
- thé vert

Snack
- 1 poignée d'amandes
- 1 pomme

Déjeuner
- Saumon grillé, riz basmati, purée de brocolis

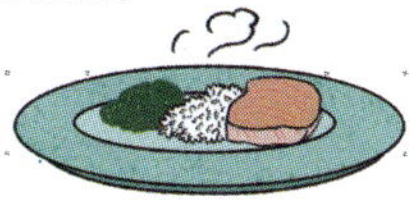

Snack
- 1 pomme
- Infusion hibiscus

Dîner
- Wok de légumes croquants, tofu fumé
- Compote pomme-fraise maison

Mercredi

Petit déjeuner
- 2 œufs au plat + galette de riz
- Smoothie pomme, gingembre, persil, agar-agar
- Infusion gingembre

Snack
- Pudding de graines de lin à la cannelle

Déjeuner
- Salade de roquette, radis, pignons de pin et copeaux de parmesan
- Frittata petit pois-carotte (battez 4 œufs et ajoutez les ingrédients puis faites cuire dans une poêle bien chaude)

Snack
- 1 poignée d'amandes
- Tisane pissenlit

Dîner
- Gratin de polenta aux herbes aromatiques
- (sur un palet de 150 g de polenta cuite, ajoutez un peu de parmesan et beaucoup d'herbes aromatiques puis gratinez le tout au four 30 minutes)
- 1 pomme au four à la cannelle

Jeudi

Petit déjeuner
- Smoothie pamplemousse, pastèque, basilic, coriandre
- Thé rooibos

Snack
- 1 poignée d'amandes
- 2 clémentines

Déjeuner
- Quinoa, chou kale, avocat, poivron, céleri et graines germées
- Yaourt de coco

Snack
- Pudding de graines de lin à la cannelle

Dîner
- Velouté courgette-coriandre + tartine chèvre frais et miel au romarin

Vendredi

Petit déjeuner
- Galette de flocons de sarrasin + jambon sans nitrite
- Thé vert

Snack
- 1 poignée d'amandes
- 1 pomme

Déjeuner
- Salade de fenouil cru, orange, échalote et ail, saumon bio
- Velouté concombre-menthe fraîche

Snack
- 1 pomme
- Infusion hibiscus

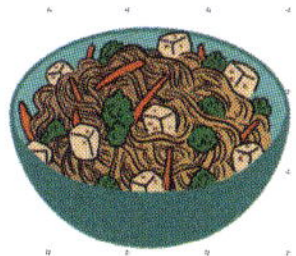

Dîner
- Nouilles soba, tofu, sésame et légumes croquants
- Compote de fruits rouges

Samedi

PETIT DÉJEUNER
- Galette d'avoine, cream cheese et saumon fumé
- Infusion citron thym

DÉJEUNER
- Wok de poulet aux petits légumes et rainbow salad

SNACK
- 1 poignée d'amandes
- 2 clémentines

DÎNER
- Velouté de tomate, pignons de pin
- Tartine de chèvre frais

Dimanche

PETIT DÉJEUNER
- Gaufres épinards bananes et mûres
- Infusion menthe fraîche

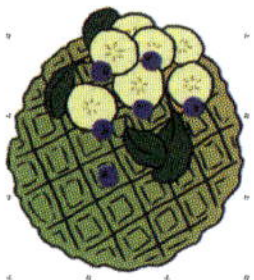

DÉJEUNER
- Dos de cabillaud + quinoa, poivrons, aubergine

DÎNER
- Curry de pois chiches et riz au curcuma
- 2 carrés de chocolat noir 85 %

Ma semaine « Belly hypersensible »

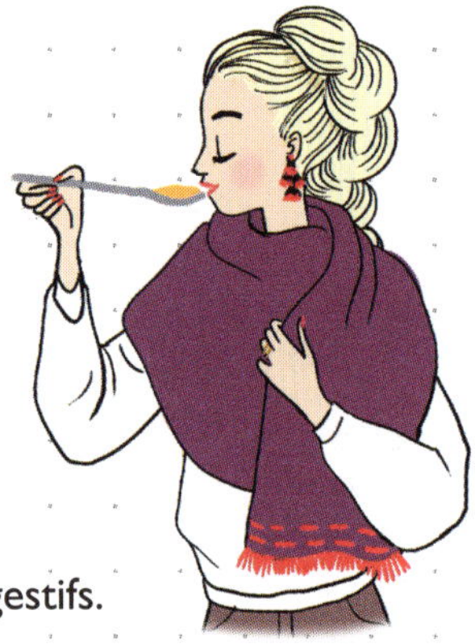

Les règles d'or

- Prenez le temps de mastiquer chacune de vos bouchées pour laisser le temps nécessaire aux enzymes salivaires de faire leur boulot de prédigestion.
- Fractionnez vos repas pour alléger la charge du travail digestif.
- Mangez les fruits loin des repas (30 minutes avant ou 2 heures après) et consommez les aliments riches en fibres en premier pour éviter la fermentation du bol alimentaire.
- Ne buvez pas pendant les repas pour ne pas diluer les sucs digestifs.

Les nutriments star de mon assiette

- Les aliments fermentés pour repeupler vos bonnes bactéries et favoriser la digestion.
- Les aliments riches en fibres solubles (pomme, son, avoine, pomme de terre, psyllium…) douces pour vos intestins tout en garantissant un transit régulier.
- Les épices comme le gingembre et le curcuma pour faciliter la digestion.
- Le vinaigre de pomme pour favoriser la prédigestion.

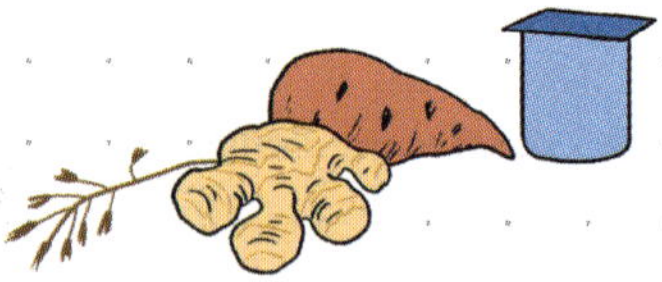

Mes pires ennemis

- Les sucres raffinés qui nourrissent les mauvaises bactéries.
- Les fibres insolubles qui peuvent irriter et détraquer l'intestin.
- Les excitants (café, alcool) qui vont court-circuiter la motilité de l'intestin en le faisant se contracter davantage.

Mes petits menus pour mon belly hypersensible

Lundi

Petit déjeuner	Snack	Déjeuner	Snack	Dîner
• Smoothie carotte-gingembre-citron-orange • Thé vert	• 1 c. à s. de purée d'amande + 1 poignée de myrtilles	• Frittata de patate douce, roquefort, épinards • 1 pomme au four	• 1 poignée d'amandes • 2 clémentines	• Salade de quinoa, crabe, courgette et ciboulette • 2 carrés de chocolat 85 %

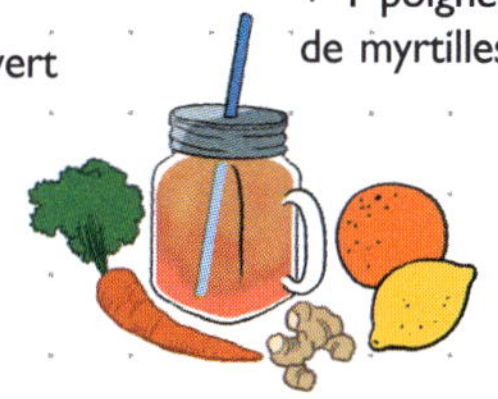

Mardi

Petit déjeuner	Snack	Déjeuner	Snack	Dîner
• 2 œufs pochés + 1 tranche de jambon + crackers multigraines • Thé rooibos	• 1 poignée d'amandes • 2 clémentines	• Saumon en papillote au citron et herbes aromatiques + riz blanc • 2 carrés de chocolat noir à 85 %	• 1 part de cake au chocolat-courgette	• Salade thaï (pousses de bambou, ananas, poivron rouge, menthe et vermicelles de riz) + poulet mariné au citron vert et gomasio (condiment de sésame grillé)

Mercredi

Petit déjeuner	Snack	Déjeuner	Snack	Dîner
• Smoothie concombre-céleri-menthe-citron vert • Infusion gingembre	• 1 part de cake au chocolat-courgette	• Omelette jambon-parmesan + roquette, cresson • Morceau de brie	• 1 part de cake au chocolat-courgette	• Endives au jambon • 1 pomme au four

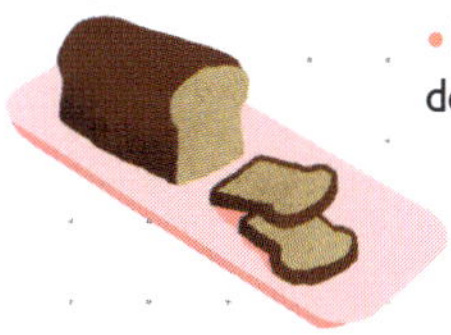

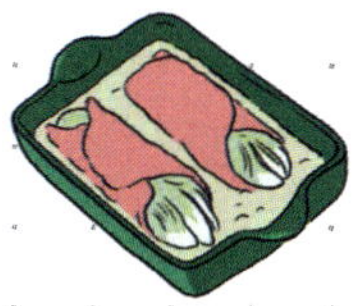

Jeudi

Petit déjeuner
- Yaourt de coco à la purée de myrtille
- Thé vert

Snack
- 1 poignée d'amandes
- 2 clémentines

Déjeuner
- Poêlée de nouilles soba, tofu, graines de cumin, sésame et légumes croquants (poivron, fenouil)

Snack
- 1 part de cake au chocolat-courgette

Dîner
- Velouté carotte, patate douce et crème de coco

Vendredi

Petit déjeuner
- Pudding de graines de chia au lait d'amande et fruits rouges (voir la recette de base p. 57)
- Thé rooibos

Déjeuner
- Tortilla de maïs, cream cheese, poivron et poulet mariné sauce tahini
- Yaourt de coco

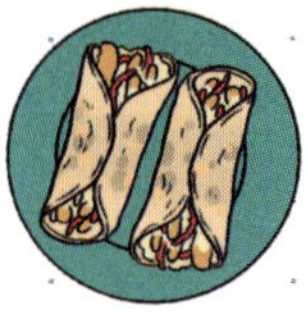

Dîner
- Bouillon de poule + frites de patates douces
- Compote rhubarbe-banane

Samedi

Petit déjeuner
- Bacon maigre + 2 œufs coque + tomate grillée
- Golden latte

Déjeuner
- Carpaccio de courgettes au citron et basilic, pignons, huile d'olive et parmesan râpé
- Ananas grillé

Snack
- 1 poignée d'amandes
- 2 clémentines

Dîner
- Wok de légumes croquants et tofu fumé
- Compote rhubarbe-banane

Dimanche

Petit déjeuner
- Galette de sarrasin, cream cheese et saumon fumé
- Infusion à la menthe fraîche

Déjeuner
- Escalope de veau aux olives + purée de carottes-céleri
- Yaourt de coco

Dîner
- Quiche sans pâte au saumon et à l'aneth
- Cake citron-pavot

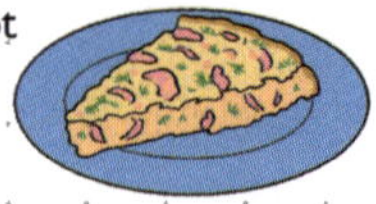

Ma semaine « Belly stressé »

Les règles d'or

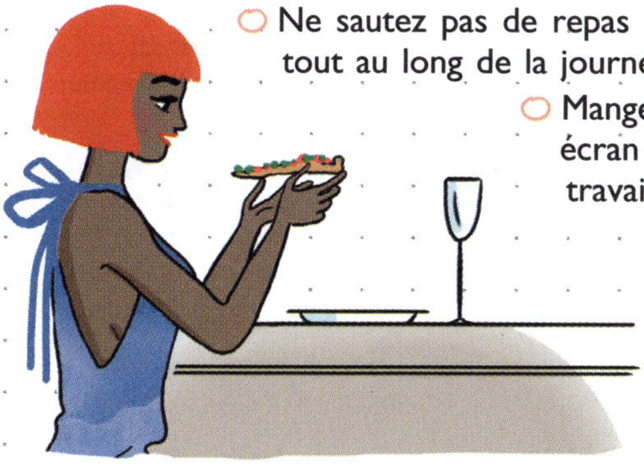

- Ne sautez pas de repas afin que vos besoins énergétiques soient couverts tout au long de la journée.
- Mangez dans le calme et non rapidement devant votre écran pour accorder un véritable temps de pause à votre travail digestif.
- Dînez plus léger le soir afin que votre digestion ne perturbe pas vos nuits pour un sommeil réparateur.
- Ayez toujours un encas healthy à portée de main en cas de coup de pompe pour éviter le paquet de cookies (voir les suggestions ci-dessous).

Les nutriments star de mon assiette

- Les aliments riches en tryptophane, magnésium, zinc et vitamines du groupe B pour une meilleure gestion de votre stress : chocolat noir, banane, légumineuses, œufs, poisson.

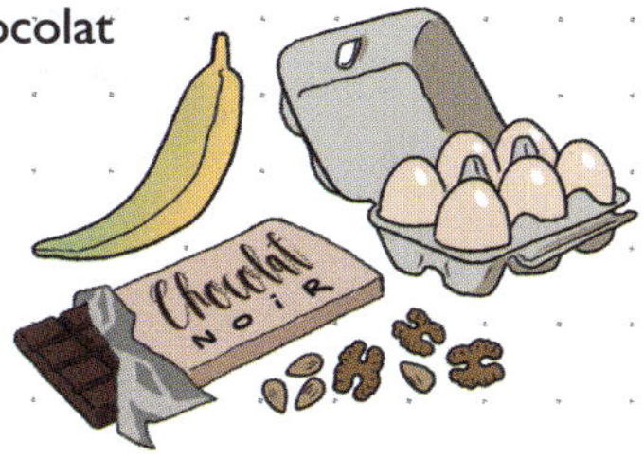

Mes pires ennemis

- Les plats tout prêts dépourvus de nutriments de qualité et d'apport énergétique.
- Les excitants (café, alcool, sucres raffinés) qui vont épuiser votre organisme et vous laisser sur les rotules.

Mes petits menus pour mon belly stressé

Lundi

Petit déjeuner	Snack	Déjeuner	Snack	Dîner
• Smoothie banane-kiwi-épinards • Thé vert	• 1 c. à s. de purée d'amande + 1 poignée de myrtilles	• Frittata de patate douce, parmesan, saumon • 1 pomme au four	• Sticks de carottes avec du houmous maison	• Poêlée de quinoa et légumes de saison aux herbes folles • 2 carrés de chocolat 85 % de cacao minimum

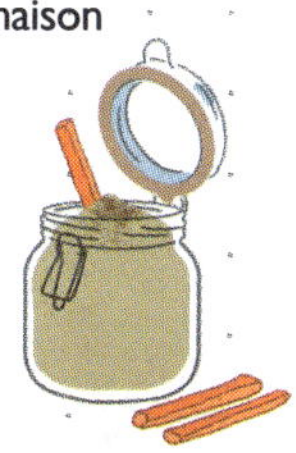

Mardi

Petit déjeuner
- Galette de flocons d'avoine et œuf recouvert de yaourt grec et fruits de saison
- thé rooibos

Snack
- 1 poignée d'amandes
- 2 figues sèches

Déjeuner
- Tortilla de maïs, cream cheese, poivron, poulet mariné sauce tahini
- Yaourt de coco

Snack
- Sticks de céleri et de patate douce cuite trempés dans du houmous maison

Dîner
- Falafel et sauce yaourt à la menthe
- Velouté de courgettes, chips de chorizo en topping

Mercredi

Petit déjeuner
- 2 œufs pochés + 1 tranche de jambon + pain complet
- Thé rooibos

Snack
- 4 abricots secs
- 1 poignée de noisettes

Déjeuner
- Salade de quinoa, blancs de poulet grillé, raisin frais et ciboulette
- Morceau de comté

Snack
- 1 part de banana bread

Dîner
- Burger au steak de lentilles, quinoa, rondelles de tomate et oignons + frites de patate douce

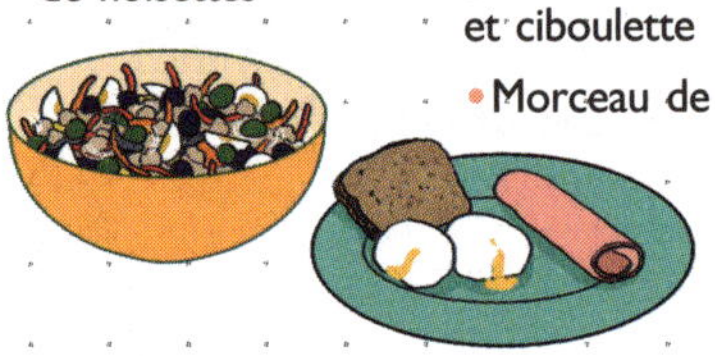

Jeudi

Petit déjeuner
- Pain du sportif aux fruits secs et noisettes
- 1 orange
- Thé vert

Snack
- 1 poignée d'amandes
- 2 clémentines

Déjeuner
- Salade façon niçoise : thon, œuf dur, anchois, poivron, olives noires, oignons frais, olives vertes

Snack
- 1 part de banana bread

Dîner
- Frittata de légumes
- Salade croquante

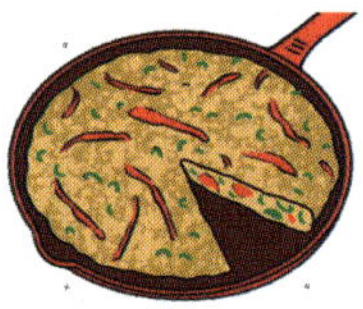

Vendredi

Petit déjeuner
- Jus d'orange pressée
- Toast d'avocat
- Thé vert

Snack
- 4 abricots secs
- 1 poignée de noisettes

Déjeuner
- Saumon grillé, purée maison et brocolis poêlés

Snack
- 1 pomme
- 1 poignée de noix

Dîner
- Salade thaï : pousse de bambou, ananas, poivron rouge, menthe et vermicelles de riz + poulet mariné au citron vert et gomasio

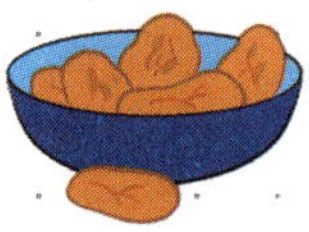

Samedi

PETIT DÉJEUNER
- Superbowl : yaourt coco, poire, chocolat noir, cannelle, pollen et purée d'amande
- Thé Matcha

SNACK
- 1 part de banana bread (p. 57)

DÉJEUNER
- Curry d'agneau et patate douce, riz basmati
- Salade de fruits frais

SNACK
- Sticks de carottes avec du houmous maison

DÎNER
- Wok de poulet aux petits légumes et rainbow salad
- Compote pomme cannelle

Dimanche

PETIT DÉJEUNER
- Pancake banane, myrtilles, miel
- Infusion de menthe fraîche

DÉJEUNER
- Tarte chèvre-courgette et pesto
- Yaourt de coco

SNACK
- 1 carré de chocolat 85 %

DÎNER
- Pizza maison aux légumes rôtis
- 1 part de banana bread

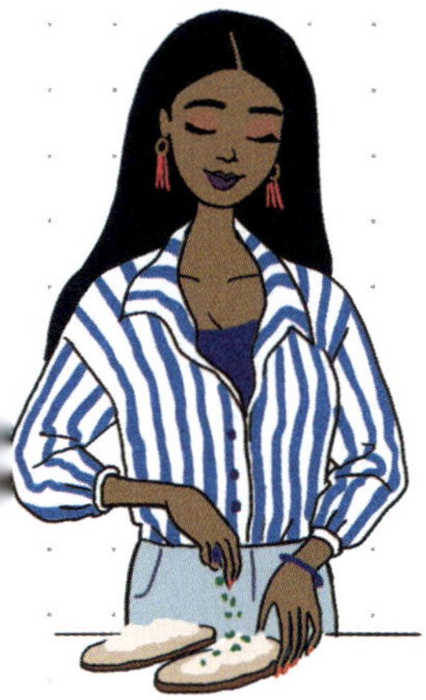

Ma semaine « Belly cyclique »

Les règles d'or

- Limitez votre consommation de produits industriels et préférez les plats maison pour un apport en nutriments essentiels adaptés pour une bonne santé hormonale.
- Revoyez votre mode de consommation en réduisant au maximum les emballages plastifiés perturbateurs endocriniens et perturbateurs hormonaux.
- Vos besoins énergétiques peuvent fluctuer en cours de cycle. Soyez à l'écoute des besoins de votre corps (faim, fringales), afin de lui fournir le bon apport énergétique.

Les nutriments star de mon assiette

- Les aliments riches en acides gras essentiels de type oméga-3 assurant la bonne synthèse des hormones : avocat, poisson gras (saumon, maquereau, sardines, anchois, hareng), mais aussi graines de lin, fruits oléagineux (noix, noisettes, amandes), graines de chia, huile de coco, huile d'olive, de colza, cameline et lin.
- Les viandes maigres, poissons et légumineuses pour leur apport en protéines permettant le bon équilibre du système hormonal.
- Les choux de toutes sortes, riches en glucosinolates, molécules antioxydantes ultrapuissantes pour détoxifier les hormones.

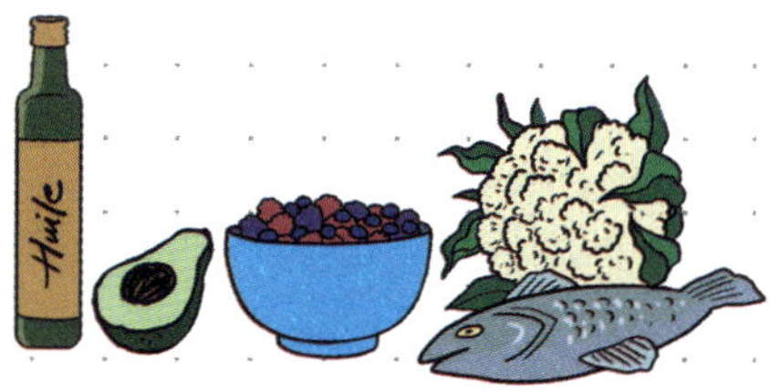

Mes pires ennemis

- Les produits industriels bourrés de sucres raffinés qui provoquent l'inflammation de l'organisme et ont un impact sur la qualité de vos hormones.
- Les viandes transformées et la charcuterie qui perturbent l'équilibre hormonal de par leur statut inflammatoire.
- Les perturbateurs endocriniens que l'on trouve dans les emballages alimentaires, le soja de mauvaise qualité, non bio, les produits laitiers surindustrialisés, etc.

Mes petits menus pour mon belly cycle

Lundi

Petit déjeuner

- Smoothie épinards-chou kale-orange-graines de lin-persil plat
- Thé vert

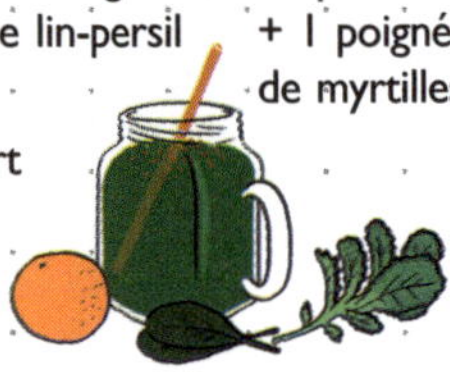

Snack

- 1 c. à s. de purée d'amande + 1 poignée de myrtilles

Déjeuner

- Tortilla de maïs, cream cheese, poivron et poulet mariné sauce pesto
- Yaourt de coco

Snack

- Sticks de céleri et de chou-fleur à tremper dans une tapenade d'olives vertes

Dîner

- Chou-fleur rôti au curcuma et citron vert, dés de poivron rouge et coriandre
- 2 carrés chocolat 85 % de cacao minimum

Mardi

Petit déjeuner

- 2 œufs pochés + 1 tranche de saumon fumé bio + crackers multigraines
- thé rooibos

Snack

- 1 poignée de noix
- 1 pomme

Déjeuner

- Saumon en papillote au citron et herbes aromatiques + riz sauvage
- 1 pomme au four

Snack

- 2 poignées de chips de chou kale

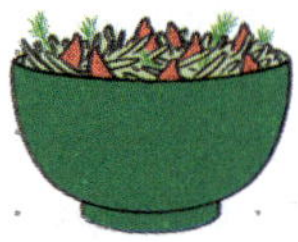

Dîner

- Salade de fenouil cru, pamplemousse, échalote et ail, saumon bio
- Fritatta aux carottes, poivrons, oignon et cumin

Mercredi

Petit déjeuner

- Smoothie banane, purée d'amande, cacao brut, lait d'amande, graines de lin
- Infusion gingembre

Snack

- 1 c. à s. de purée d'amande + 1 poignée de myrtilles

Déjeuner

- Nouilles soba, tofu, sésame et légumes croquants

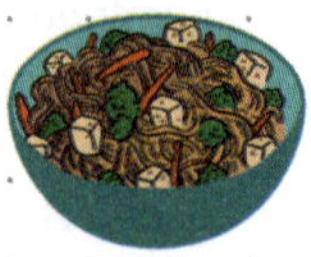

Snack

- Sticks de céleri et de carotte + anchoïade

Dîner

- Quinoa aux épinards, poivron, fenouil, graines de lin et sauge.
- 1 pomme au four

Jeudi

PETIT DÉJEUNER	SNACK	DÉJEUNER	SNACK	DÎNER
• Smoothie myrtilles, lait de riz, cacao brut, maca et pollen frais	• 1 c. à s. de purée d'amande + 1 poignée de myrtilles	• Steak végétal + remoulade de céleri	• 2 poignées de chips de chou kale	• Velouté de chou-fleur et broccoli, sariette • Carré de chocolat noir 85 %

Vendredi

PETIT DÉJEUNER	SNACK	DÉJEUNER	SNACK	DÎNER
• Pudding de graines de chia et de lin, lait d'amande, fruits rouges • Thé rooibos	• 1 poignée de noix • 1 pomme	• Omelette jambon parmesan + roquette, cresson	• 1 poignée d'amandes + fruits rouges	• Saumon au citron, aneth et purée de chou-fleur • Compote pomme-cannelle

Samedi

PETIT DÉJEUNER	SNACK	DÉJEUNER	SNACK	DÎNER
• Pancake aux bananes et myrtilles • Infusion de menthe fraîche	• 1 poignée de noix • 1 pomme	• Carpaccio de radis, saumon frais mariné à l'aneth, au citron vert et à l'huile de lin • Ananas grillé	• Sticks de céleri et de chou-fleur à tremper dans une tapenade d'olives vertes	• Poêlée de chou romanesco, courgette et topinambour, tofu fumé • 2 carrés chocolat 85% de cacao minimum

Dimanche

PETIT DÉJEUNER	SNACK	DÉJEUNER	SNACK	DÎNER
• Omelette épinards-tomate • Golden latte	• Tranches de pomme et purée d'amande	• Poulet au romarin, citron et chou rouge • Yaourt de coco	• 2 poignées de chips de chou kale	• Chou farci au saumon, riz sauvage • Compote pomme-cannelle

N'hésitez pas à me taguer sur instagram @dr.laurehyvernat pour toutes vos petites recettes gut-friendly avec le hashtag : #happybelly !

CHAPITRE 3

MA DÉTOX HAPPY BELLY

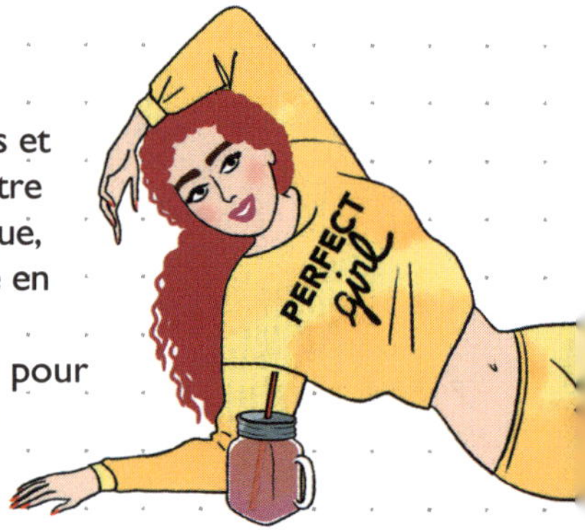

Une mauvaise alimentation ou le manque d'écoute de votre corps et de vos limites, pire, les deux cumulés, épuisent drastiquement votre organisme ! Cela se traduit par un état général diminué – fatigue, irritabilité, digestion difficile, ballonnements, teint brouillé, énergie en berne, kilos en trop… Et un niveau de toxines dans le rouge.

Chaque jour, l'organisme doit fournir une énergie incroyable pour éliminer ces substances nuisibles. Une cure détox adaptée va permettre de donner un bon coup de pouce à votre système de détoxification naturel (poke les émonctoires, les organes de nettoyage interne et d'élimination des déchets, comme le foie, les reins, la peau, l'intestin ou les poumons) afin d'offrir un reset intense à vos petites cellules et de vous remettre dans les starting-blocks.

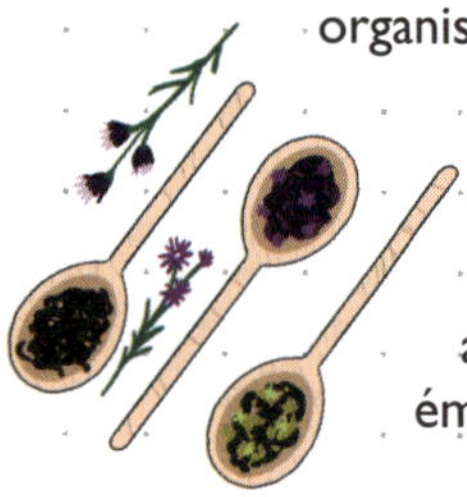

Grâce à un programme détox naturopathique bien ciblé, vous allez purifier votre organisme en profondeur, cellule après cellule, en facilitant le travail d'élimination de vos organes émonctoires. Et comme nous ne pouvons dissocier le corps du mental, des exercices pour apprendre à lâcher prise vous aideront à opérer une détox émotionnelle pour un reset complet body & mind.

Petit bonus… un rituel de yoga vous attend tout à la fin de ce chapitre pour adopter les postures adéquates qui favorisent la détoxification des organes émonctoires et libèrent les pensées et émotions refoulées. Ready to detox ?

Ma détox alimentaire step by step

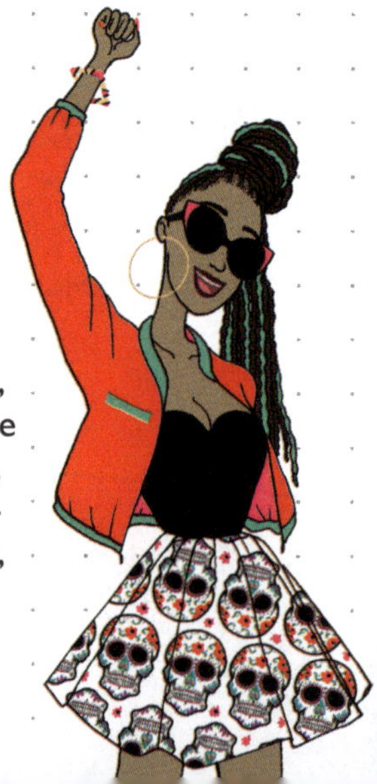

Les bienfaits d'une pause digestive sur mon organisme

Objectif : éliminer les toxines !

Notre vie est remplie d'agents toxiques issus de notre environnement (pollution, emballages plastiques, alimentation industrielle, médicaments, stress, etc.) À cela s'ajoutent tous les déchets produits par l'organisme lui-même (intoxination) : déchets du métabolisme cellulaire des hormones, du cholestérol et de toutes autres molécules utiles au bon fonctionnement de l'organisme et qui suivent un cycle de vie précis en produisant, comme nous, beaucoup de déchets.

Vos organes émonctoires, déjà fort sollicités par votre alimentation trop riche, n'arrivent plus à traiter le trafic encombré de toxiques et de toxines qui circulent dans votre corps. Ceux-ci s'accumulent alors un peu partout, et vos cellules en sont engorgées. Cela génère un stress oxydatif important dû à un excès de radicaux libres. En d'autres termes, c'est un peu la panique à l'échelle cellulaire !

Ce stress oxydatif génèrera également une inflammation cellulaire importante (réaction de votre immunité sous la menace). Avec le temps, ce phénomène encrasse vos organes émonctoires et génère d'innombrables symptômes qui affaiblissent votre système immunitaire. Vous devenez alors plus sensible aux moindres bactéries et virus qui vous entourent.

Un programme détox, par le biais d'une pause digestive, aidera à purifier et à stimuler vos organes émonctoires pour entamer un nettoyage intense au niveau cellulaire et pour faire peau neuve. À vous un ventre plus plat et un corps revitalisé et plein d'énergie !

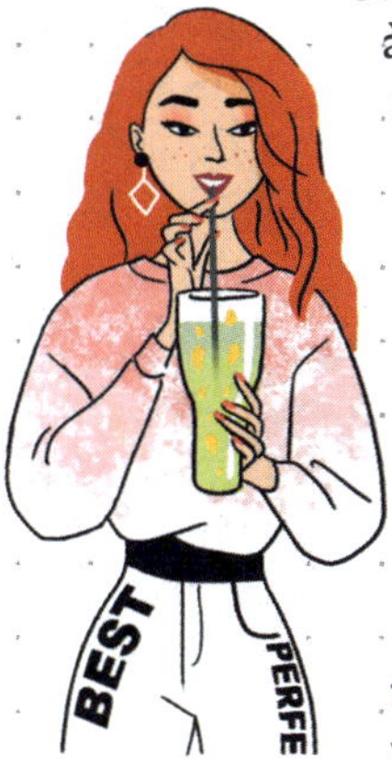

Compenser les déficits en micronutriments essentiels

Souvent absents de l'alimentation trop industrielle de tous les jours (« sandwich, plats tout prêts et gâteaux industriels »), vitamines, minéraux, oligo-éléments, molécules antioxydantes participent au bon fonctionnement de l'organisme et aident donc aussi les organes dont les émonctoires. Parce qu'ils sont riches en fruits et légumes, crus et non transformés, les smoothies, jus et soupes de votre cure détox vous feront faire le plein de ces petits trésors pour faire pulser vos cellules et vous régénérer de l'intérieur.

Quel est le meilleur moment pour me lancer dans une détox ?

Les changements de saisons sont parfaitement propices à une détoxification de l'organisme pour aider le corps à se purifier et pour faire le plein de vitalité pour la saison suivante.

- **Le printemps est une saison idéale pour purifier l'organisme** en profondeur des toxines, du stress et de la fatigue accumulés au cours de l'hiver. #nettoyagedeprintemps
- **Une cure détox en automne** sera, quant à elle, un traitement choc pour booster l'immunité et affronter l'hiver en toute vitalité.
- **Une détox est aussi la bienvenue après les fêtes** ou autre excès de table ou encore une période de fatigue intense pour recharger les batteries et perdre le surplus de kilos.

En règle générale, je recommande 2 à 4 cures détox par an, pour diminuer la charge toxique de votre corps a minima.

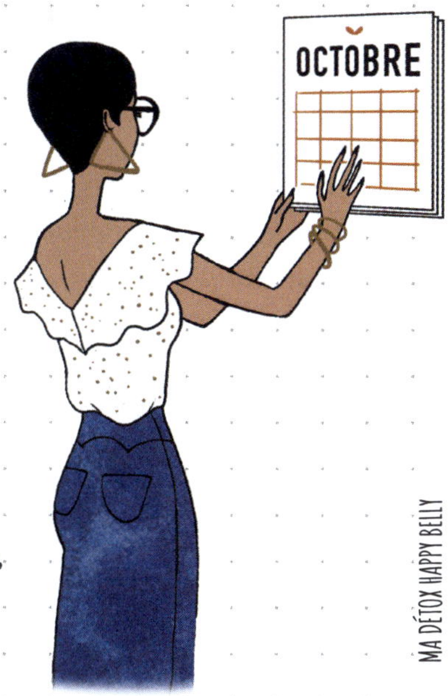

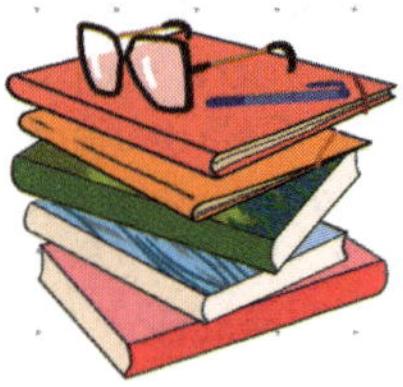

Comment gérer ma détox au bureau?

Il est préférable de commencer une détox lors d'un moment calme pour offrir une véritable parenthèse de répit au corps et à l'esprit. Un week-end prolongé par exemple sera le moment opportun. Pour celles qui le peuvent, pourquoi ne pas profiter de ce break pour vous offrir un petit week-end au vert? Ambiance cottage et balade en pleine nature pour un reset body & mind revitalisant. Si vous n'avez pas cette possibilité, tout n'est pas perdu! Avec un peu d'organisation, vous pourrez toujours organiser votre cure détox au bureau en évitant toutefois la semaine overbookée de réunions stressantes / déjeuners clients /apéro entre collègues...

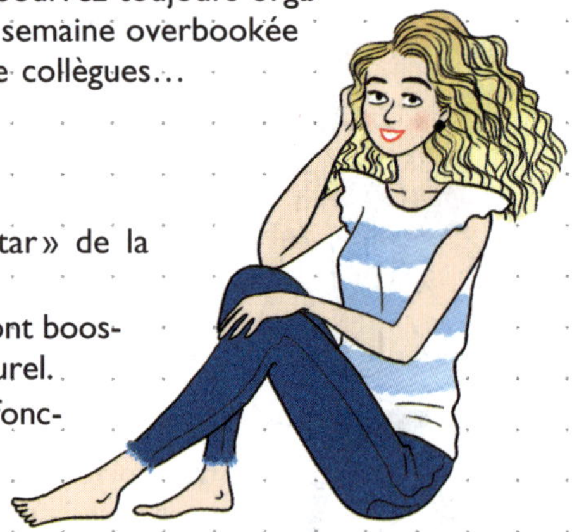

Mes aliments détox-friendly

Les deux critères pour obtenir le statut d'aliment «star» de la détox sont :

- **Leur contenance en molécules antioxydantes** qui vont booster directement notre système de détoxification naturel.
- **Leur richesse en micronutriments** essentiels au bon fonctionnement de notre corps et de nos petites cellules (aka les vitamines, les minéraux, les oligo-éléments).

Le palmarès des aliments détox

Le citron : Draineur hépatique et alcalinisant du corps, c'est aussi une source de vitamine C, de potassium, de magnésium, de fer et de phosphore. Il nettoie le foie en profondeur.

L'artichaut : Sa richesse en fibres et antioxydants facilite la digestion. Riche en polyphénols, il protège le foie du stress oxydatif.

L'ail : Sa teneur en soufre débarrasse l'organisme des radicaux libres et des toxines. Il aide la bile à mieux s'évacuer et contribue à préserver le microbiote intestinal (coucou les bonnes bactéries!). Puissant anti-inflammatoire, il contribue également à la création des globules blancs et booste l'immunité.

Les choux : ce sont les ingrédients superstars des troubles hormonaux! Hautement concentrés en glucosinolates dont la super-molécule indole-3-carbinol (I3C), ce sont de puissants détoxifiants de nos hormones. Source de vitamine A, ils offrent un véritable cocktail pour un effet bonne mine. #naturalglow

La carotte : c'est le beautyfood par excellence, riche en bêta-carotènes aux propriétés antioxydantes et en vitamine E pour un cocktail vitaminé pour la peau. Elle purifie les intestins.

Le gingembre : Anti-inflammatoire puissant et antispasmodique, il augmente aussi le flux salivaire, le péristaltisme intestinal, la sécrétion de bile et active de nombreuses enzymes digestives. Bref, il est l'aliment de la digestion par excellence! Sans compter son effet brûle-graisse qui accélère le métabolisme.

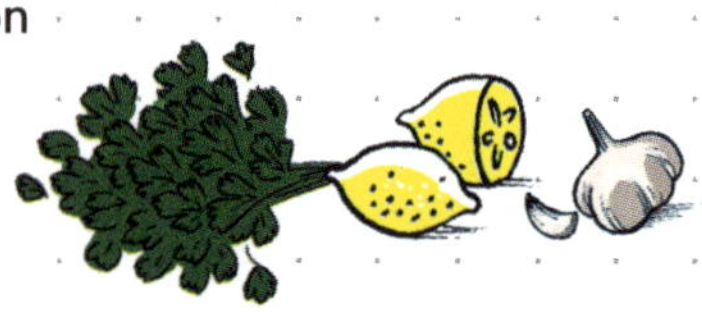

Le persil : Riche en chlorophylle et en fer, il oxygène le sang et combat l'anémie. Antioxydant de compèt', il a des propriétés détoxifiantes et anti-cancer.

Les graines de lin : riches en oméga 3, ces graines ont de fortes propriétés anti-inflammatoires (réduisant ainsi la sollicitation de l'immunité et permettant au corps de s'atteler à ses fonctions principales, dont la détox). Elles contiennent des phytœstrogènes pour l'équilibre hormonal.

C'est parti pour une détox sur mesure !

Avant tout, ai-je besoin d'une détox?

À vous de cocher les propositions qui vous ressemblent...

- ☐ Je suis HS, je traîne des pieds du matin au soir
- ☐ J'ai perdu ma joie de vivre, je me sens vide, je n'ai envie de rien
- ☐ Ma digestion est compliquée, mon transit fait des siennes
- ☐ Mon ventre est gonflé du matin au soir

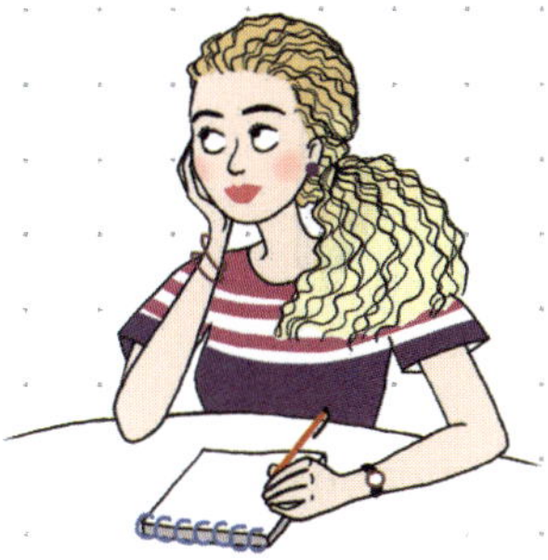

- ☐ Je n'arrive pas à me débarrasser de mes kilos en trop
- ☐ Je mange vraiment mal depuis quelques temps
- ☐ J'ai la peau terne et des petits boutons s'invitent souvent sur mon visage
- ☐ Mes règles et moi sommes fâchées – douleurs, boutons, sautes d'humeur, etc.
- ☐ Stress niveau maximal, je n'ai pas une minute pour moi !
- ☐ Une vie à 100 à l'heure avec café, clopes, sucres, apéro au menu… pour tenir le rythme !

Faites les comptes…

➡ …. cases cochées/10. Multipliez ce nombre par 10 = __%
Bravo ! Vous venez de calculer votre % de charge toxique !
En langage détox, cela signifie que si vous avez coché une ou plusieurs de ces affirmations, un reset s'impose ! Selon votre profil, les objectifs détox seront différents.

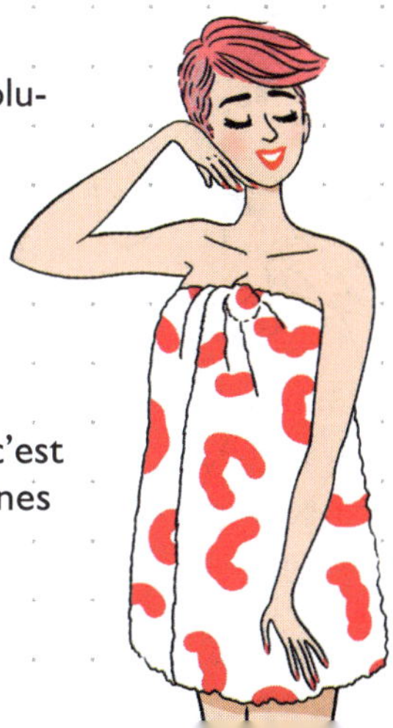

Ma détox belly slim

Objectif détox : relancer le métabolisme et m'alléger

On ne va pas tourner autour du pot : ce que vous souhaitez, c'est dégommer vos kilos en trop ! Saviez-vous que certaines toxines peuvent nous jouer des tours et commander à notre insu à certaines graisses de se stocker sur notre corps et de ralentir notre métabolisme ? Notre système éliminatoire se retrouve alors en plein embouteillage, et les kilos s'affolent sur la balance. En éliminant ces toxines, une détox permet de relancer le métabolisme et activer la perte de poids tant désirée.

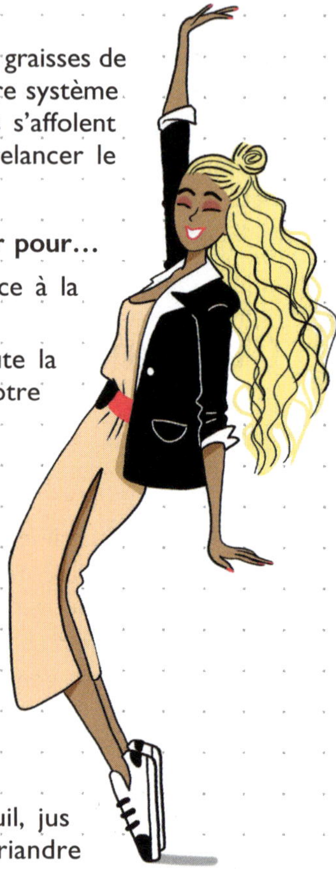

Une détox sera alors toute désignée avant tout régime minceur pour…

1. **Éliminer les toxines** très souvent responsables de la résistance à la perte de poids.
2. **Dégonfler et perdre ces premiers petits kilos** qui font toute la différence et boosteront la perte de poids tout en dopant votre motivation.

Mes aliments chouchou : les aliments drainants, coupe-faim et brûleurs de graisse, comme le fenouil, le concombre, les courgettes, le citron, les queues de cerise (en infusion), la cannelle.

Ma journée détox

Au réveil : 10 minutes de journaling pour décortiquer une émotion ressentie (culpabilité, manque d'estime de soi…, voir les explications p. 59).

8 h – Mon morning shot : ½ jus de citron pressé dans de l'eau chaude.

8 h 30 – Mon smoothie revitalisant : ½ concombre, ½ fenouil, jus d'1 citron + 10 branches de persil plat + 10 branches de coriandre + ½ c. à c. de chlorella.

10 h 30 – Une séance de yoga, par exemple tonique (30 minutes).

11 h _ Mon encas détox : 1 infusion drainante d'orthosyphon et de queues de cerise + 1 pomme cuite au four saupoudrée de pollen et de cannelle.

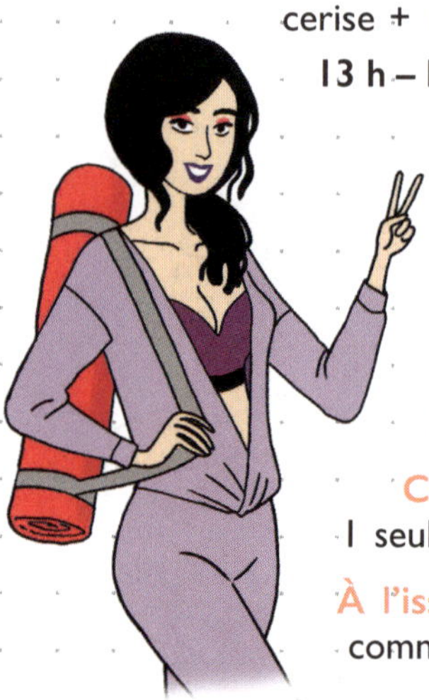

13 h – Ma lunch box : salade de pousses d'épinards, fenouil, tomates cerises, coriandre, huile d'olive, jus d'½ citron, graines de courges + 1 petit yaourt de coco en dessert.

16 h – Mon encas détox : 1 crème choco (1 c. à s. de cacao brut + 200 ml de lait d'amande + ½ banane).

19 h – Mon dîner light : Velouté de champignons-courgettes parsemé d'1 c. à c. d'ail finement haché.

22 h 30 – Mon rituel zen : 10 minutes de méditation (voir p. 60).

Combien de temps ? Vous pouvez suivre cette détox 1 seule journée ou 3 jours selon votre détermination.

À l'issue de cette détox, vous vous sentirez légère comme une plume, dégonflée et le ventre ultraplat.

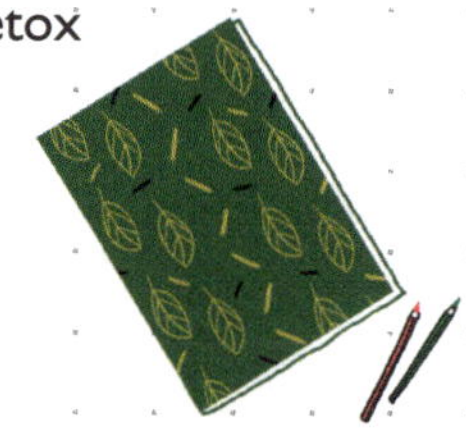

Ma détox belly hypersensible

Objectif détox : relancer le transit et calmer la digestion

Une détox offre une véritable pause digestive à l'organisme et permet donc à nos chers organes émonctoires – foie et intestins – de se refaire une petite beauté.

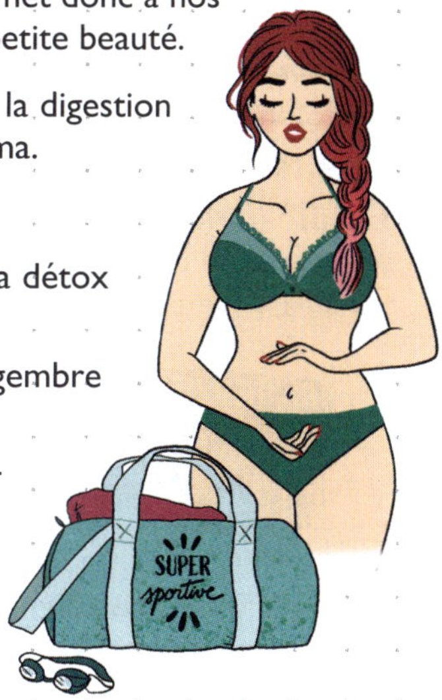

Mes aliments chouchou : des aliments et des épices qui calment la digestion comme le fenouil, l'artichaut, le gingembre, le psyllium, le curcuma.

Ma journée détox

Au réveil : une page d'écriture automatique + 10 minutes de yoga détox du ventre (voir p. 62).

8 h – Mon morning shot : ½ jus de citron + 1 pouce de gingembre frais infusé dans de l'eau chaude.

8 h 30 – Mon smoothie revitalisant : 3 poignées d'épinards + 1 orange + 1 pomme + 2 branches de persil + 1 c. à s. psyllium blond + 100 ml d'eau filtrée.

10 h 30 – une séance de sport, par exemple de la natation (30 minutes).

11 h – Mon encas détox : une infusion digestive aux graines de fenouil, gingembre frais + ½ pamplemousse.

13 h – Ma lunch box : poêlée de légumes de saison (champignons, fenouil, fond d'artichaut, courgettes, panais, aubergines…) saupoudrée de graines de coriandre, d'anis et de cumin.

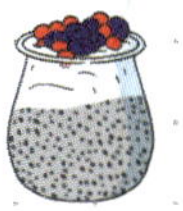

16 h – Mon encas détox : pudding de graines de chia et fruits frais de saison.

19 h – Mon dîner light : Soupe composée de 5 carottes + 3 betteraves + 2 c. à s. de curcuma + 1 c. à s. de curry.

22 h 30 – Mon rituel zen : 10 minutes de journaling pour décortiquer une émotion ressentie (colère, frustration, injustice…, voir p. 59) + 10 minutes de méditation (voir p. 60).

Combien de temps ? Vous pouvez suivre cette détox 1 seule journée ou 3 jours selon votre détermination.

À l'issue de la détox, vos émonctoires seront comme regonflés à bloc et prêts à fonctionner à plein régime, pour vous servir ! Pour les ventres ballonnés, la formule liquide (smoothie/soupe) permet d'assimiler un max de nutriments essentiels sans effort digestif et donc sans les désordres associés (ventre plat garanti même après le repas).

Ma détox belly stressée

Objectif détox : zenifier votre quotidien et booster votre vitalité

On fait une pause. On respire calmement et on se recentre sur soi.

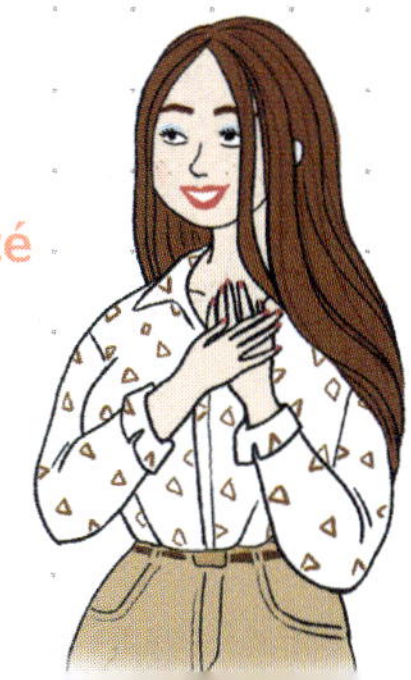

Mes aliments chouchou : des aliments purifiants et revitalisants comme l'avocat, la banane, l'amande, les noix, les fruits secs, le persil, l'ail, le thé vert.

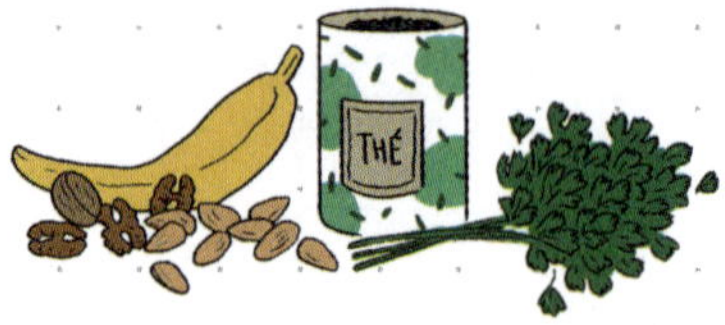

Ma journée détox

Au réveil : 1 page d'écriture automatique + 10 minutes d'exercices de respiration calme et profonde pour libérer le stress (voir p. 59).

8 h – Mon morning shot : 2 tasses de thé vert ou blanc antioxydant.

8 h 30 – Mon smoothie revitalisant : 1 banane + 3 poignées d'épinards + 2 c. à s. de graines de chia préalablement trempées dans 1 petit verre d'eau + 1 poignée d'amandes + 1 c. à s. de pollen frais.

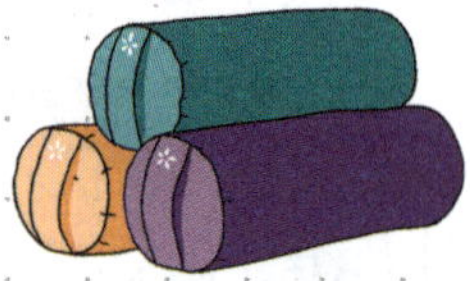

10 h 30 – Une séance de yoga zen, par exemple (30 minutes).

11 h – Mon encas détox : 4 abricots secs + 3 noix de Grenoble.

13 h – Ma lunch box : salade de quinoa, poivron cru et aubergine rôtie, aux herbes de Provence et huile d'olive vierge.

16 h – Mon encas détox : 1 poignée de noisettes + 1 banane.

19 h – Mon dîner light : carpaccio veggie composé de courgettes crues en spaghettis (réalisées à l'aide d'un économe ou d'un éplucheur) + 1 carotte râpée + 1 avocat + 1 poignée de cerneaux de noix + persil plat + 1 poignée de raisins secs + 1 gousse d'ail émincée + huile de colza et d'olive vierge.

22 h 30 – Mon rituel zen : 10 minutes de méditation pour faire le calme dans vos pensées (voir p. 60).

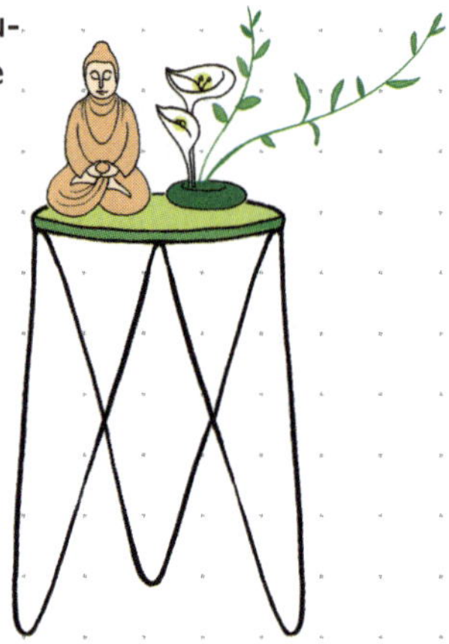

Combien de temps? Vous pouvez suivre cette détox 1 seule journée ou 3 jours selon votre détermination.

À l'issue de la détox, en plus de la purification du corps qui boostera votre vitalité, ce sera l'occasion de déconnecter votre cerveau et de diminuer le stress, ce véritable poison de nos cellules vous vous souvenez?

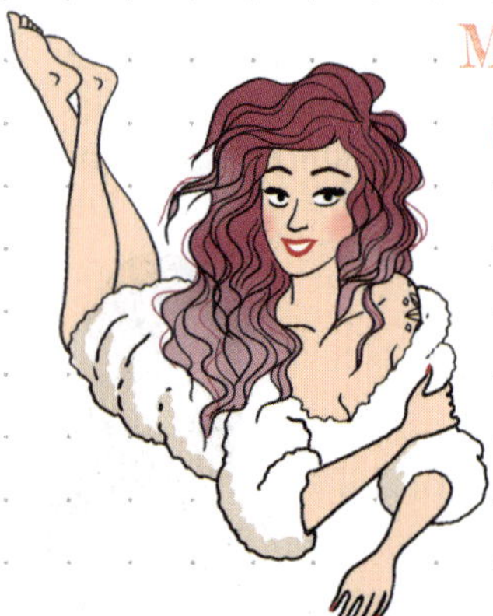

Ma détox belly cyclique

Objectif détox : rééquilibrer vos hormones pour plus de sérénité (et un joli teint)

Tout au long de leur cycle de vie, les hormones nous laissent des petits déchets aussi appelés « métabolites », bref des toxines qui saturent le foie. Elles vous signalent leur présence par une myriade de petits symptômes (coucou l'acné et les douleurs menstruelles). Le fameux syndrome prémenstruel (SPM pour les habituées) est un signe urgent que vous avez besoin d'une détox hormonale! Allez hop, à vos blenders!

Mes aliments chouchou : des aliments précurseurs et détoxifiants pour les hormones, comme les choux, les graines de lin, les huiles vierges de première pression à froid, les oléagineux, l'avocat.

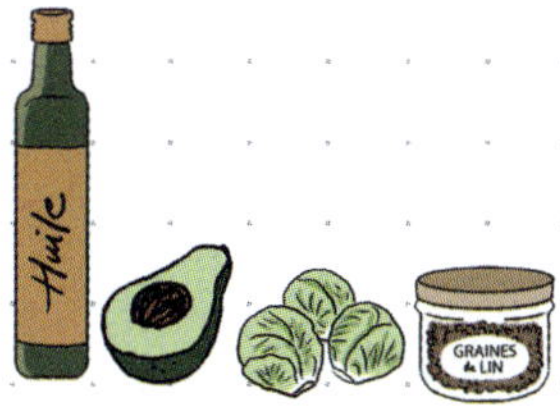

Ma journée détox

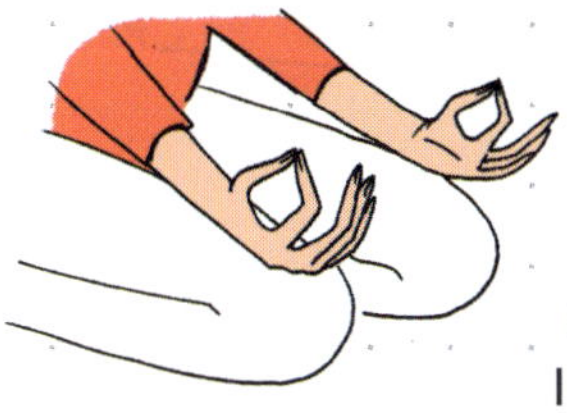

Au réveil : 10 minutes de méditation (p. 60).

8 h – Mon morning shot anti-SPM : 1 pouce de gingembre frais + 1 c. à c. de curcuma dans de l'eau chaude.

8 h 30 – Mon smoothie revitalisant : 1 feuille de chou kale + 1 orange + 1 c. à c. de spiruline + 1 c. à s. de graines de lin moulues.

10 h 30 – Marche rapide (30 minutes).

11 h – Mon encas détox : infusion détox du foie, au chardon Marie et reine-des-prés.

13 h – Ma lunch box : salade de haricots verts, haricot mungo, orange, oignon frais, persil plat et filet de citron + une part de banana bread maison sans gluten (voir ci-dessous).

16 h – Mon encas détox : 4 c. à s. de pudding de graines de lin à la cannelle (voir ci-contre) + 1 yaourt au soja nature saupoudré d'un concassé d'amandes.

19 h – Mon dîner light : salade de brocoli cru, coriandre, 1 patate douce cuite, 1 avocat, filet de citron et graines de lin.

22 h 30 – Mon rituel zen : 10 minutes de journaling au cours desquelles je décortique une émotion (colère, tristesse…, voir p. 59).

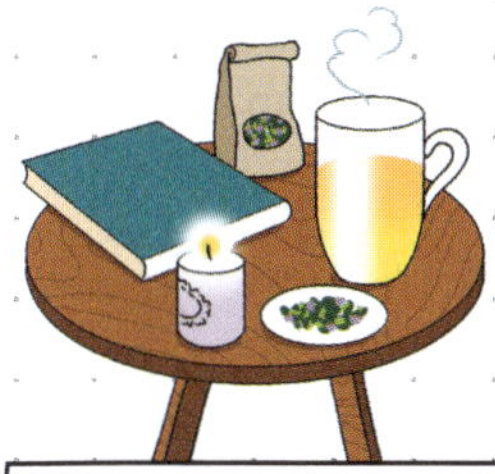

Pudding de graines de lin à la cannelle

Versez 8 c. à s. de graines de lin et 1 c. à c. de cannelle en poudre dans 1 litre de lait d'amande. Laissez reposer durant toute une nuit avant de déguster.

Banana bread sans lait ni gluten

- 3 bananes bien mûres
- 60 g farine sans gluten de votre choix (farine de riz ou farine de coco et fécule de maïs)
- 130 g de poudre d'amandes
- 4 c. à s. d'huile de coco (à peu près 40 g)
- 1 verre de lait d'amande (50 ml)
- 2 œufs bio de ferme
- 60 g miel de montagne ou stévia
- 15 g de chocolat noir à 85 % de cacao minimum
- 1 sachet de levure de boulanger
- 1 c. à c. d'extrait de vanille
- 1 pincée de sel

Préchauffez votre four à 175 °C.
Écrasez dans un récipient 2 bananes à l'aide d'une fourchette.
Ajoutez dans l'ordre : huile de coco, œufs, miel/stévia, poudre d'amandes, chocolat concassé, lait d'amande, extrait de vanille et levure.
Ajoutez progressivement la farine. Mélangez jusqu'à obtenir une pâte homogène sans grumeaux.
Versez le tout dans un moule à cake préalablement huilé à l'aide d'un essuie-tout et de quelques gouttes d'huile de coco. Coupez la dernière banane en tranches fines sur le dessus de votre cake.
Faites chauffer 30 minutes… Bon ap' !

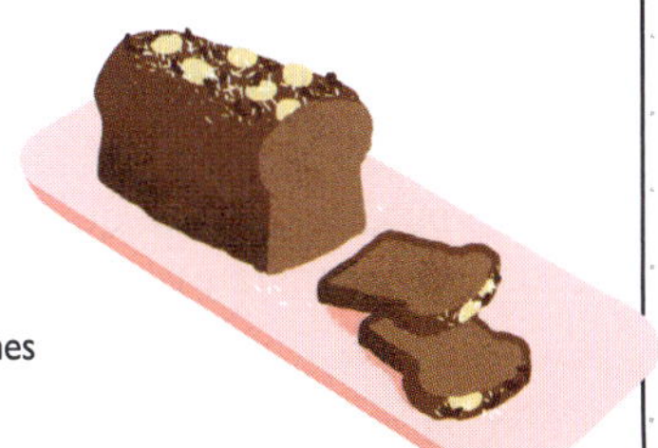

Combien de temps? Vous pouvez suivre cette détox 1 seule journée ou 3 jours selon votre détermination.

À l'issue de la détox, votre syndrome prémenstruel se trouvera grandement diminué, vous pourrez aussi dire hello sérénité chaque jour du mois, sans compter sur un teint purifié avec un glow magnifique!

N'hésitez pas à me taguer sur instagram @dr.laurehyvernat pour tous vos petits menus détox avec le hashtag : #happybelly!

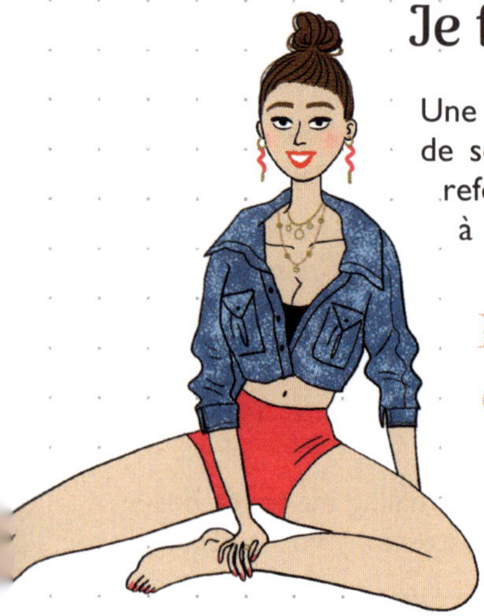

Je fais une détox émotionnelle

Une cure détox est non seulement l'occasion de détoxifier le corps de ses toxines, mais également d'alléger le mental de ses émotions refoulées et autres schémas de pensées qui polluent votre vie. Place à la détox body & mind.

L'impact de mes émotions sur mon ventre et ma santé

Nous le savons à présent, l'intestin agit comme un deuxième cerveau et a la fâcheuse manie d'emmagasiner toutes nos émotions enfouies. Être plus à l'écoute de votre ventre sera alors la clé pour évacuer ce trop-plein émotionnel et vous apaiser pour de bon.

6 bonnes raisons d'écouter mon gut-feeling

Cette petite voix intérieure qu'on étouffe souvent et qu'on appelle aussi « l'intuition » peut être une véritable ressource au quotidien pour nous aider à mieux vivre les tumultes de la vie si nous savons l'écouter…

1. Vos intestins ont une capacité d'analyse souvent bien plus honnête que votre tête. Fiez-vous plus souvent à votre intuition pour prendre les bonnes décisions.
2. En étant connectée à votre gut-feeling, vous vous connectez à votre sensibilité – et ainsi à votre créativité –, qui sont vos plus grandes forces.
3. Le gut-feeling, votre instinct, vous aide à reconnaître les situations toxiques. Il sait ce qui est vraiment bon pour vous.
4. Il vous crée des nœuds au ventre ou une petite boule dans la gorge pour vous indiquer ce qui doit être changé. Si ces symptomes s'invitent tous les matins au réveil, il est temps de faire le point sur votre vie.
5. Connecté à vos véritables passions, il vous aide à trouver votre voie.
6. Enfin, le gut-feeling a toujours raison. À quoi bon lutter!

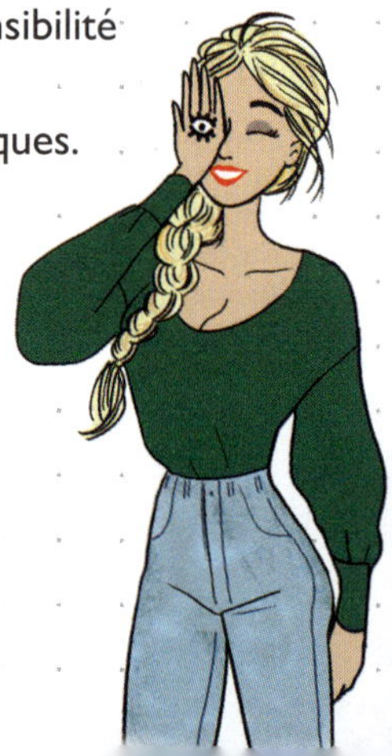

Je fais le point sur mes émotions

Colère, tristesse, angoisse, rancœur, jalousie, frustration, etc. Qu'est-ce que ces émotions ont à vous dire? Comment vous en libérer de façon saine, sans les refouler?

Imaginez-vous comme un ordinateur dont chaque fenêtre ouverte est une émotion. Si beaucoup de fenêtres sont ouvertes en même temps, votre ordinateur commence à ramer, et il vous sera alors difficile d'ouvrir une nouvelle fenêtre. Un trop plein de rancœur, de tristesse ou de colère vous empêchera de vous ouvrir à de nouvelles émotions telles que la joie, la gratitude ou encore la légèreté. Voici 4 techniques imparables pour alléger votre tête et votre cœur une bonne fois pour toutes.

Le journaling m'aide à digérer mes émotions

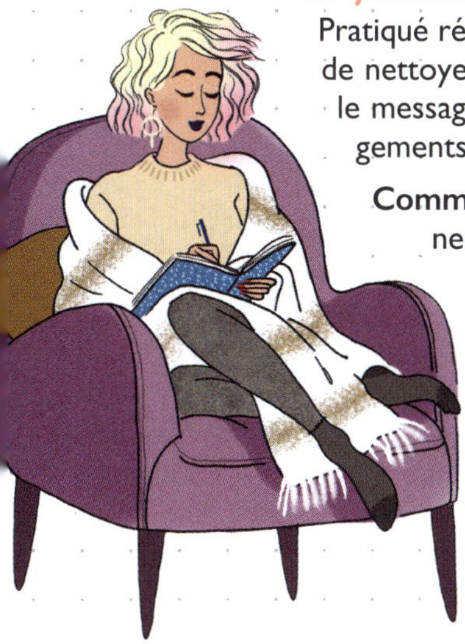

Pratiqué régulièrement, le journaling (ou écriture quotidienne) vous permet de nettoyer votre disque dur émotionnel tout en assimilant correctement le message à retenir de chaque émotion ressentie afin d'opérer les changements nécessaires dans votre vie!

Comment faire? Achetez-vous un joli petit carnet et notez-y quotidiennement toutes vos émotions. Les mauvaises ET les bonnes. Sans les juger, couchez spontanément sur papier ces émotions que vous retenez au fond de vous. Cet exercice hautement libérateur vous aidera à évacuer vos tensions intérieures et à prendre du recul sur ce qui vous tracasse. L'objectif? Faire le lien entre vos ressentis et vos schémas de pensée. Nous développons parfois des réflexes automatiques erronés («Je ne suis pas à la hauteur», «je me fais toujours avoir», etc.). Brisez ces schémas répétitifs qui freinent votre évolution!

Quand? À chaque fois que vous ressentez une émotion au cours de votre journée, confiez-la à votre journal.

La respiration

Il est important d'apprendre à bien respirer pour oxygéner le sang et évacuer le stress. Notre respiration nous ancre dans l'instant présent, elle efface les ruminations qui ont trait au passé ou à l'appréhension du futur. De quoi prendre du recul sur un événement stressant.

Comment faire? Respirez profondément, dès maintenant : INSPIREZ sur 8 secondes… retenez votre souffle 1,2,3,4,5… et imaginez l'air se propager dans chacune de vos cellules. Puis expirez doucement par la bouche comme dans une paille en visualisant les toxines et le stress s'échapper de votre corps. Répétez cette séquence 10 fois! Un vent de sérénité ne devrait pas tarder à vous envahir.

Quand? À pratiquer dès que vous sentez une vague de stress vous submerger.

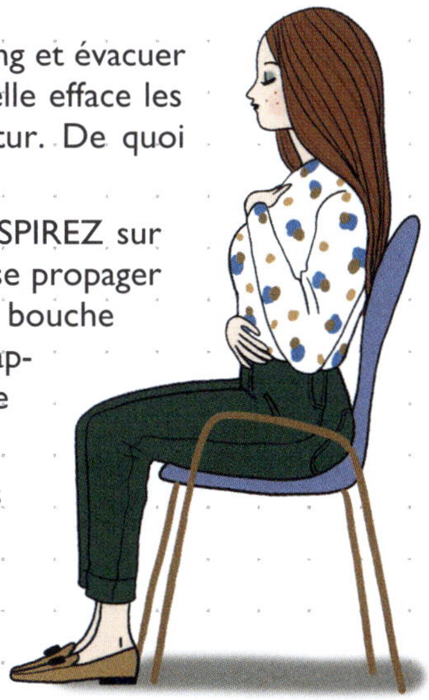

Je pense positif et je médite

Votre mental est comme un muscle, dont la pratique pour le dompter s'appelle la méditation. Simple d'apparence, elle est un véritable parcours de bouddha. Elle éveille la conscience et vous permet d'entrer en connexion avec votre moi profond.
Par le biais d'exercices de respiration et de visualisation, vous attirez votre attention sur le moment présent. En arrivant à lâcher prise, vos pensées s'apaisent. Et cela vous permet une détox puissante du mental. Dix petites minutes par jour suffisent pour obtenir des résultats exceptionnels.

Comment faire? Allongez-vous sur le dos, les bras le long du corps, paumes vers le haut. Écoutez une petite musique calme et relaxante et respirez profondément (comme suggéré dans l'exercice de respiration). Portez votre attention sur chaque partie de votre corps, du sommet du crâne au bout de vos orteils, lentement, comme un scan corporel. Si une pensée apparaît en cours de méditation, accueillez-la sans la juger, puis reportez votre attention sur votre souffle. Une séquence de 15 minutes de méditation vous permettra de chasser les pensées parasites pour plus de sérénité. Magique!

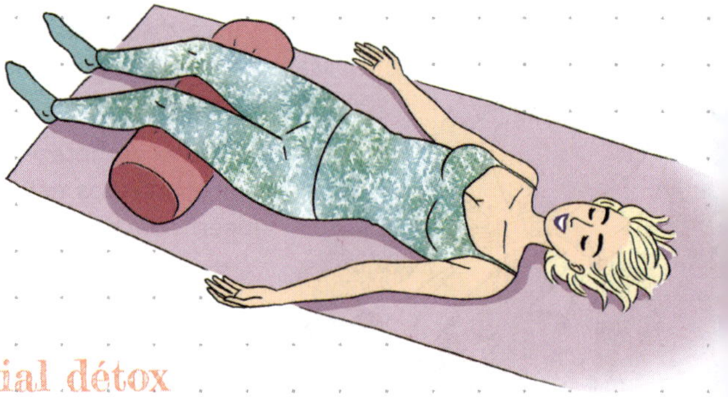

Quand? Tous les soirs au coucher et/ou le matin au réveil.

Mes huiles essentielles spécial détox

Citron

Citrus limonum
Immunostimulante, dépurative et régénératrice des fonctions du foie, cette huile essentielle calme les nausées durant la détox. Vitalisante, elle redonne le moral et booste la confiance. Enfin, elle favorise l'affirmation de soi, l'assurance et la confiance en soi.

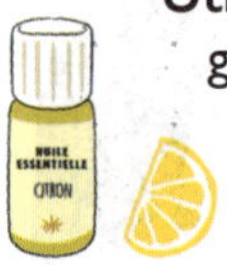

Utilisation : En diffusion atmosphérique, ou en huile de massage (diluez quelques gouttes dans une huile de végétale puis massez en cercle la zone du plexus solaire et du ventre).

Précaution : Phototoxique, on évitera toute exposition au soleil au moins 6 heures après l'application sur la peau!

Lavande (vraie ou officinale)

Lavandula angustifolia ou officinalis
Calmante et relaxante, elle régule l'hyperémotivité et les sautes d'humeurs. C'est le remède antistress des plantes aromatiques. Elle calme les nausées et les maux de tête que l'on peut ressentir au cours d'une détox.

Utilisation : En inhalation ou en huile de massage (quelques gouttes dans une huile végétale à appliquer sur le plexus solaire en massages circulaires et à l'intérieur des poignets), ou encore à mélanger à des sels de bain.

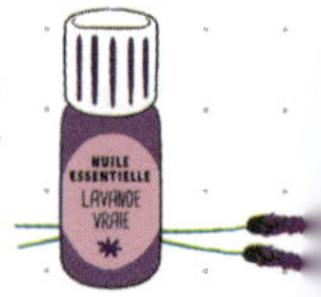

Basilic tropical

Ocimum basilicum

Excellent antioxydant et antispasmodique, le basilic tropical est l'huile essentielle des troubles du bidon (règles douloureuses, ballonnements). Un allié en or qui vous aidera à surmonter les petits tracas digestifs associés à la détox. Relaxant et décontractant, le basilic tropical soulagera votre stress en un temps record pour une meilleure reconnexion à vous-même. Namasté !

Utilisation : diluez quelques gouttes dans une huile végétale et massez le ventre de manière circulaire dans le sens des aiguilles d'une montre en exerçant une légère pression. Vous devriez sentir des petites bulles de gaz s'agiter dans votre belly, signe que votre digestion a besoin d'un petit coup de pouce.

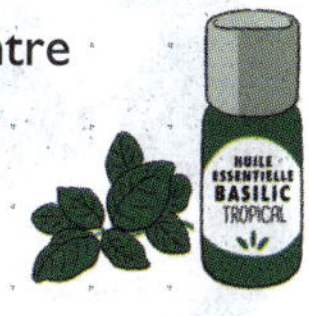

Comment j'utilise les huiles essentielles pendant ma détox ?

Dans votre bain

Mélangez 10 gouttes d'huile essentielle de lavande vraie *(lavandula officinalis)*, à 1 cuillère à café d'huile de coco et à 1 tasse de sel d'Epsom (sels de bain très riches en magnésium marin à trouver en magasin bio). Ajoutez ce mélange à l'eau de votre bain, et plongez-y durant 15 minutes pour un grand moment de détente reminéralisante.

Avant toute utilisation d'huiles essentielles, demandez conseil à un expert en aromathérapie (pharmacien, naturopathe) et référez-vous aux précautions d'emploi (voir p. 62).

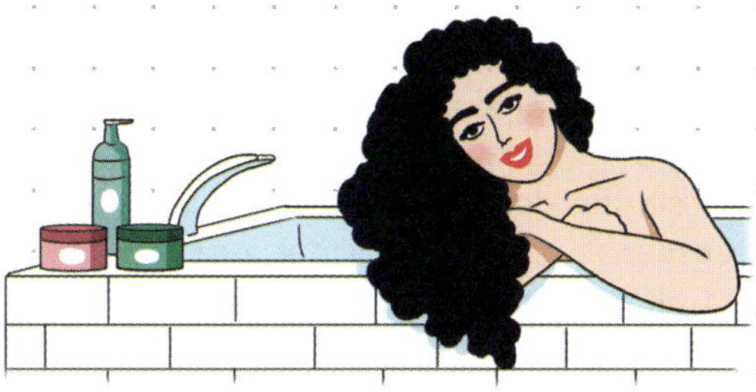

Vous n'avez pas de sel d'Espom ni d'huile de coco ? Une noisette de shampoing fera l'affaire pour diluer l'huile essentielle. Puis laissez diffuser ce mélange dans l'eau du bain avant d'y plonger pour un moment relaxant et revigorant.

En huile de massage

Mélangez quelques gouttes d'huile essentielle recommandée à une huile végétale (les huiles d'amande douce, de calendula ou de sésame sont top pour la souplesse de la peau) puis massez les zones concernées et les points énergétiques (intérieur des poignets, plexus solaire).

En inhalation

Déposez 8 à 10 gouttes d'une huile essentielle relaxante telle que la lavande ou le citron en cas de nausées, dans un bol d'eau chaude. Puis penchez-votre visage au-dessus de l'eau à 10 cm environ (attention de ne pas vous brûler). Déposez une serviette sur la tête pour un effet hammam. Respirez lentement et profondément 5 à 10 minutes. Sinon, inhalez l'huile essentielle à même le flacon dans une profonde inspiration.

En diffusion atmosphérique

Versez quelques gouttes d'un mélange d'huile essentielle de lavande et de citron dans un diffuseur atmosphérique pour assainir l'air intérieur : effet à la fois zen et revitalisant. Une diffusion de 5 à 10 minutes suffit.

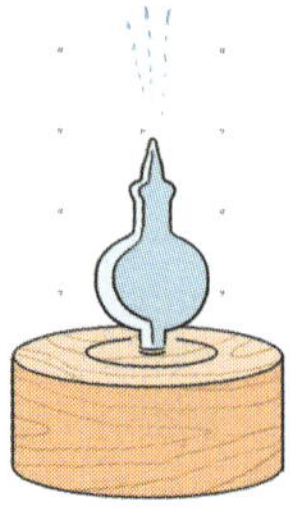

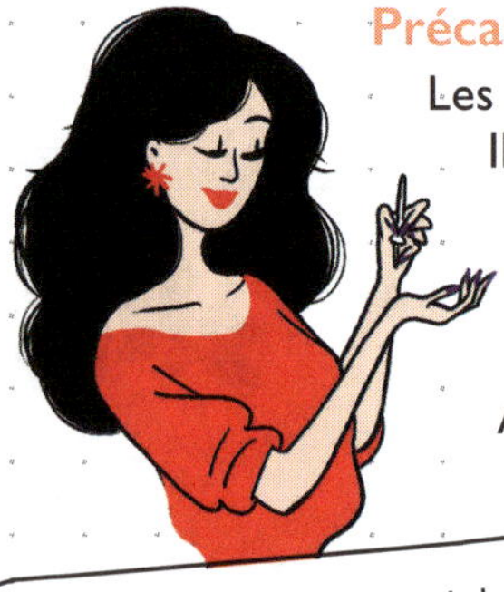

Précaution d'emploi

Les huiles essentielles ne doivent pas être utilisées pures sur la peau. Il est indispensable de les diluer préalablement dans une huile végétale (d'amande douce par exemple) ou dans des sels de bain.

Faites le test du pli du coude !

Certaines huiles peuvent être allergisantes ou irritantes. Avant toute utilisation sur la peau, déposez quelques gouttes de votre mélange d'huile essentielle (non pure sur la peau)/huile végétale dans le pli de votre coude. La peau y est très sensible. Attendez quelques heures. Si vous n'observez aucune réaction (rougeurs, gratouilles) : good, vous pouvez effectuer un automassage !

Les huiles essentielles sont en général déconseillées aux femmes enceintes, allaitantes et aux enfants de moins de 7 ans.
Évitez le contact avec les yeux.
Tenez-les hors de portée des enfants.
Usage interne thérapeutique réservé aux thérapeutes.

Mon yoga du ventre spécial détox

Sport du corps et de l'esprit, le yoga est un incontournable de la détox. Sa pratique permet de gagner en sérénité en vous ancrant dans le moment présent pour chasser les pensées parasites (mode détox du mental : activé !) : les mouvements lents permettent en effet de se connecter à son corps, l'attention portée au souffle de s'ancrer dans l'instant présent, de calmer le mental et de chasser toutes les pensées parasites. Il permet aussi de stimuler, d'aider vos organes émonctoires dans leur fonction de détoxification de l'organisme.
Faites brûler quelques feuilles de sauge blanche ou de palo santo, comme rituel symbolique pour purifier votre lieu de pratique puis aspergez au-dessus de votre tapis quelque pschitt de votre spray « Yoga Zen » aux huiles essentielles (voir encadré) et posez-vous tranquillement sur votre tapis de yoga. Une petite musique chill en fond… Voici 4 postures très simples, apaisantes et détoxifiantes à réaliser lors de votre cure détox et chaque jour qui suivront.
La séance est accessible à toutes, que vous soyez novice en yoga ou pas.

Quand ? Le matin, 15 minutes.

Mon spray DIY « Yoga Zen »

Dans un petit flacon pulvérisateur de 50 ml versez 15 gouttes d'huile essentielle de lavande vraie *(Lavandula officinalis)*, 10 gouttes d'huile essentielle de citronnelle *(Cymbopogon winterianus)* et 10 gouttes d'huile essentielle de romarin *(Rosmarinus officinalis)*.
Complétez le tout avec de l'eau filtrée. Secouez vigoureusement. Bravo, vous êtes prêtes à pulvérisez la zen attitude autour de vous.

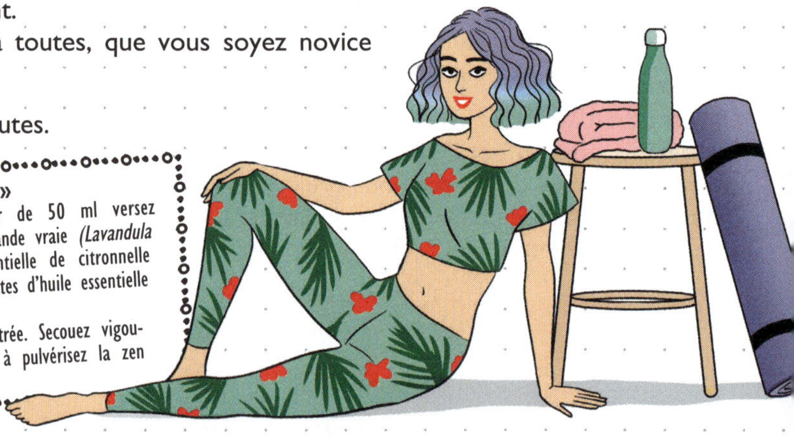

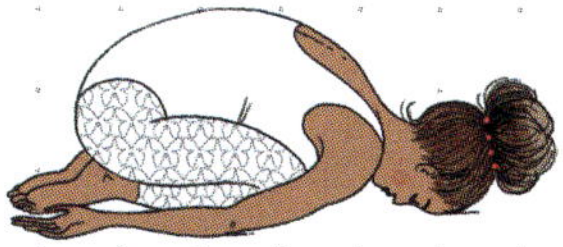

L'enfant

Cette posture et une respiration profonde aideront vos organes à mieux se détoxifier.

Asseyez-vous par terre à genoux sur vos talons. Inspirez puis expirez lentement. Concentrez-vous sur les mouvements de votre ventre (gonflé sur l'inspiration puis creusé sur l'expiration) en rapprochant au maximum le nombril de la colonne vertébrale.
Penchez-vous lentement en avant de manière à poser votre front sur le sol. Gardez le dos bien droit (ne creusez pas les reins) et écartez les genoux sur le côté pour bien étirer les hanches. Ne forcez pas si cela vous fait mal, écoutez votre limite. Détendez les bras le long du corps. Restez dans cette position 5 petites minutes en respirant profondément.

La posture des genoux à la poitrine

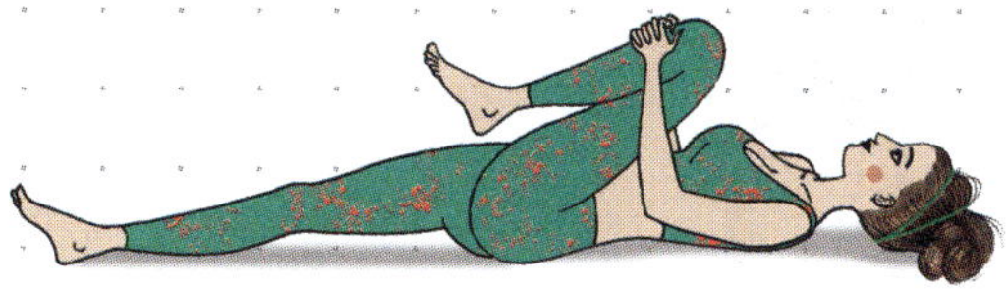

La posture d'élimination par excellence !

Allongée sur le dos, jambes tendues, ramenez le genou droit sur la poitrine. Maintenez la position sur 5 respirations. La pression exercée par votre jambe sur la partie droite du ventre stimule vos organes d'assimilation (le foie et l'estomac).
Reposez votre jambe droite au sol, puis ramenez le genou gauche sur la poitrine. La pression exercée par votre jambe sur la partie gauche du ventre stimule cette fois-ci les organes d'élimination (les intestins).

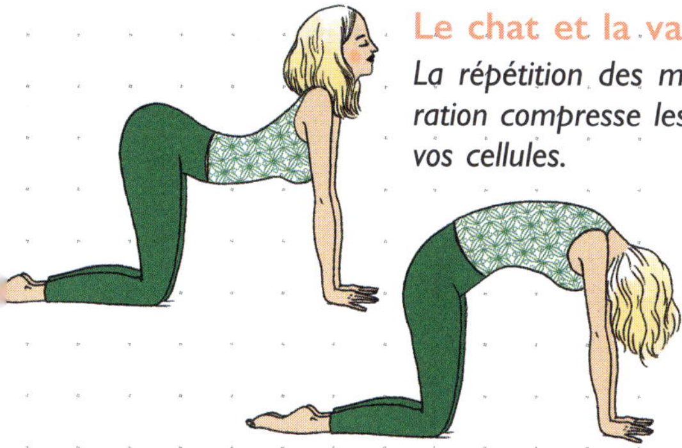

Le chat et la vache

La répétition des mouvements qui suivent sur le rythme de votre respiration compresse les intestins et favorise le renouvellement du sang dans vos cellules.

À quatre pattes, placez les genoux dans l'alignement des hanches et les poignets dans l'alignement des épaules.
Inspirez en creusant le dos et en regardant vers le haut. Expirez en rentrant le ventre, le dos rond, votre menton touche l'intérieur de votre poitrine.

L'arbre

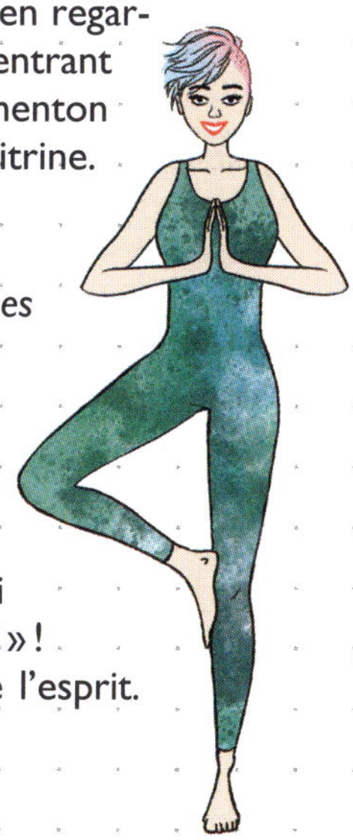

Cette posture qui vous enracine dans l'instant présent calme vos 1 000 pensées par seconde (avis aux cogiteuses !).

Debout, les mains en prière devant le cœur. Placez le pied droit à plat contre l'intérieur de votre cuisse gauche. Concentrez-vous sur la force exercée entre votre cuisse et votre pied, afin de bien répartir l'énergie dans votre corps. Fixez votre regard droit devant sur un point fixe. Les yeux rivés sur ce point d'ancrage, sentez votre calme intérieur. En vrai dompteuse de pensées, vous venez d'activer le mode « détox du mental » !
Répétez l'exercice avec l'autre pied pour un bon équilibre du corps et de l'esprit.

Chapitre 4

Je me sens zen et épanouie

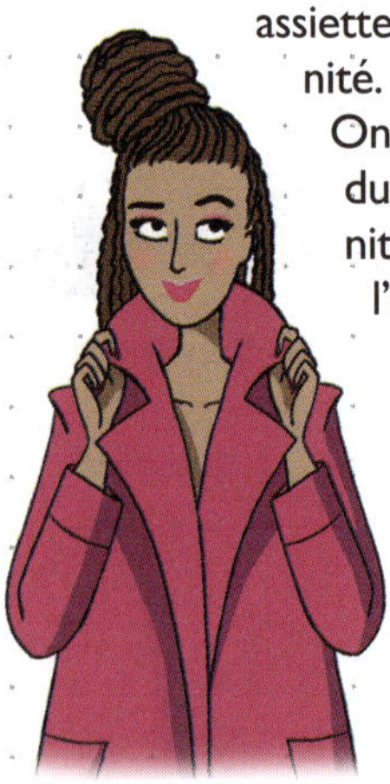

La philosophie Happy Belly consiste évidemment à mettre plus de healthy dans son assiette mais également dans sa vie grâce à une bonne dose de bien-être et de sérénité. Car, pour avoir un ventre heureux, rien de tel que se sentir zen et épanouie! On observe d'ailleurs fréquemment que les «nœuds» au ventre et autres tracas du bidon sont en étroite corrélation avec un manque de bien-être et de sérénité. Qu'à cela ne tienne, cap sur la zen attitude! Dans ce chapitre, apprenez l'art de vous chouchouter de la tête aux pieds (et en particulier votre ventre, évidemment). Initiez-vous au bien-être total grâce à des petits rituels et à quelques secrets pour bien gérer votre stress, gagner en vitalité, mieux vivre vos cycles et vous refaire une beauté au passage.

Le défi, si vous l'acceptez, sera de vous mettre au premier plan de VOTRE vie! Inutile de préciser que toute forme de culpabilité n'est pas du tout au programme. Pour celles d'entre vous qui hésitent, rappelez-vous que prendre soin de soi nous rend plus radieuse et souriante, et c'est donc aussi un cadeau pour les autres. Et qui mieux que vous-même pour prendre soin de vous? Alors prête pour un date avec vous-même?

J'apprends à mieux gérer mon stress

Mais en fait, c'est quoi le stress?

Le stress est une sensation plus ou moins contrôlable (énervement, palpitations, irritabilité, panique à bord : «Poussez-vous de là, je mords!») qui vous fait parfois perdre les pédales. Le tout, commandé par une hormone supermaligne : le cortisol que vos glandes surrénales (deux petites glandes endocrines coiffant vos reins tel un chapeau) secrètent sous l'effet d'un événement que vous ressentez comme un «danger». Le stress peut être une réponse réflexe bien utile, qui vous dicte par exemple de retirer votre main d'une surface brûlante ou encore de vite traverser la route si une voiture vous fonce dessus. Dans le jargon des psys, c'est la réaction *fight or flight* («combattre ou fuir»). En d'autres termes, c'est votre instinct de survie! Mais si le stress s'invite un peu trop souvent dans votre quotidien (deadlines, pression de votre boss, disputes avec votre chéri·e...), vous épuisez alors votre stock

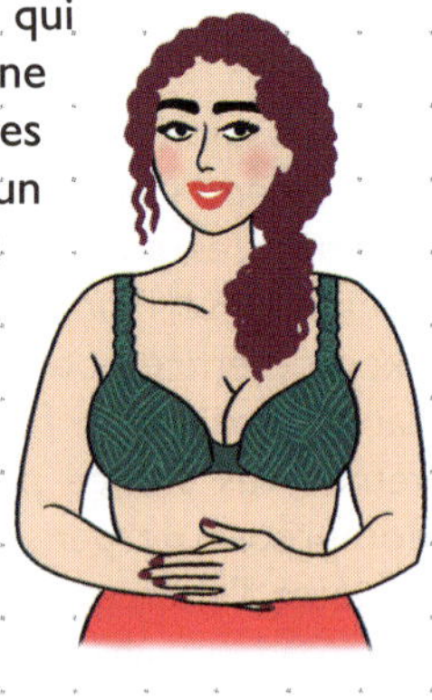

de cortisol, jusqu'au jour où… pénurie, rupture de stock, grève, il n'y en a plus ! C'est ce que nous appelons alors la « fatigue surrénale », plus communément ressentie comme une fatigue chronique pouvant conduire au burn-out.

Mes aliments feel-good

La méditation (voir p. 60) est un indispensable pour dompter votre stress. Mais saviez-vous que votre assiette a, elle aussi, le pouvoir de vous rendre plus zen en quelques coups de fourchette ? Lumière sur les aliments antistress et feel-good !

Le chocolat

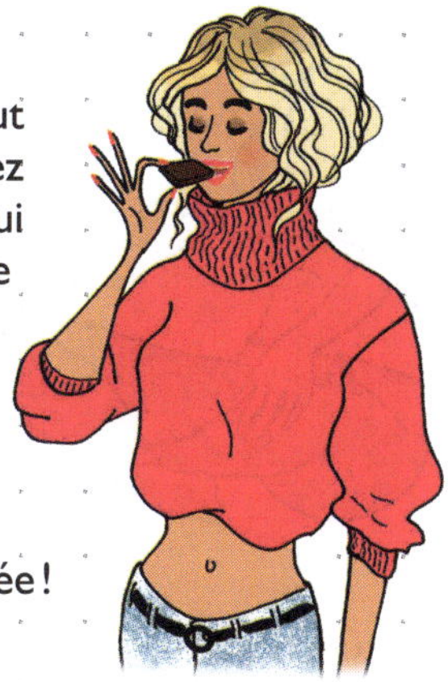

Mais pas n'importe lequel ! Choisissez-le bien corsé en cacao brut 85 % minimum et issu du commerce équitable s'il vous plaît. Reposez donc tout de suite la version cheap bourrée de sucre. Car ce qui confère les bonnes vertus au chocolat, c'est son cacao. En plus de molécules antioxydantes particulièrement intéressantes, comme les flavonoïdes (réputés pour leurs propriétés relaxantes), le cacao regorge de magnésium, un nutriment de compèt' contre le stress. Il contient également de la théobromine, un acide aminé psychostimulant qui libère même des endorphines (hormone du kif) tout en réduisant le cortisol (hormone du stress). La panacée ! La bonne dose : un petit carré et ça repart !

Les amandes

Elles sont blindées de tryptophane, un acide aminé incontournable pour synthétiser de la sérotonine et de la mélatonine *aka* les hormones du bonheur et du dodo, le duo gagnant pour faire face à votre vie stressante et bien rythmée. Une poignée d'amandes ou un verre de lait d'amande consommé à 16 heures pile (selon la chrononutrition, la science qui étudie l'assimilation des nutriments selon l'horloge interne), c'est idéal pour une assimilation parfaite du tryptophane.

Les légumes verts

Fibres, antioxydants, vitamines A, B, C, K, calcium, potassium… autant de nutriments essentiels au bien-être de notre système nerveux qui régulent les émotions et le stress. No excuse, on remplit notre assiette de ces bons légumes (de saison) pour recharger les batteries après un pic de stress.

La banane

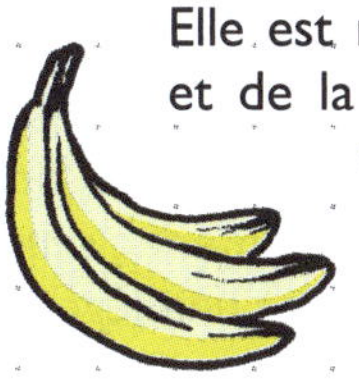

Elle est riche en tryptophane, précurseur de la sérotonine (hormone du bonheur) et de la mélatonine (hormone du sommeil) deux relaxants naturels du système nerveux, pour une vie plus zen et un sommeil réparateur. La banane est également une super source de prébiotiques, nourriture favorite de votre flore intestinale. Sachant que 90 % de la sérotonine se synthétise au niveau de l'intestin, elle offre donc le combo feel-good parfait.

Le miel et la gelée royale

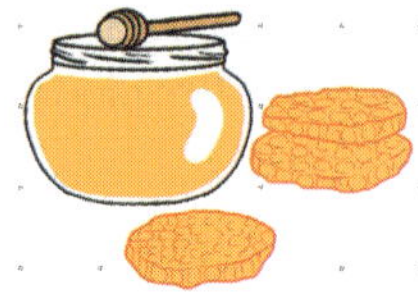

Sources de vitamines du groupe B, vitamine C, magnésium, potassium, fer et cuivre, les produits de la ruche nous aident à combattre la fatigue et le stress et stimulent aussi la production d'endorphines. C'est le remède miracle contre vos petites angoisses.

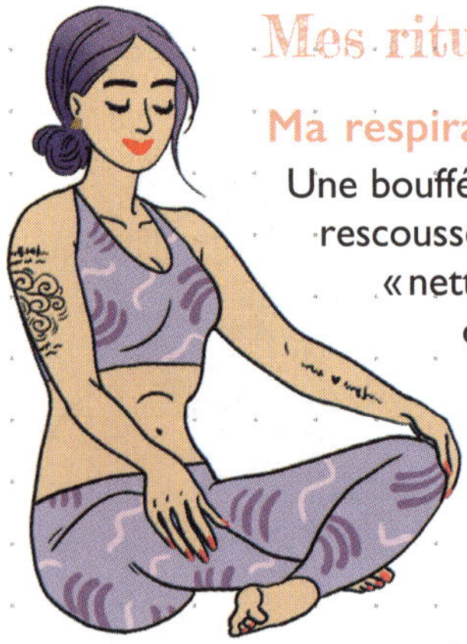

Mes rituels antistress

Ma respiration no stress

Une bouffée de panique vous envahit ? La « respiration du feu » vole à votre rescousse. Comme son nom sanskrit *kapalabhati* (*kapala*, « crâne » et *bhati*, « nettoyer ») l'indique, cette respiration permet un retour au calme en quelques minutes. Un exercice simple, mais à ne pas pratiquer n'importe comment.

Comment procéder ?

Assise confortablement en tailleur, le dos bien droit et les mains jointes devant la poitrine en posture de prière, pratiquez cette respiration pendant 3 à 5 minutes. Vos angoisses devraient se volatiliser comme par magie.

Inspirez lentement et profondément par le nez en sentant chaque particule d'air pénétrer votre corps jusqu'à remplir vos poumons. Puis expirez avec force pour expulser tout l'air : l'expiration se fait également par le nez, et vous devez contracter l'abdomen vers la colonne vertébrale pour stimuler le diaphragme.
Cette respiration ventrale vous vaudra un petit massage zen du ventre par la même occasion.

Mon massage belly zen

Voici une technique de massage imparable pour soulager les ventres tendus, stressés mais aussi ballonnés.
Pour cette huile de massage DIY très simple à réaliser chez vous, vous aurez besoin de…

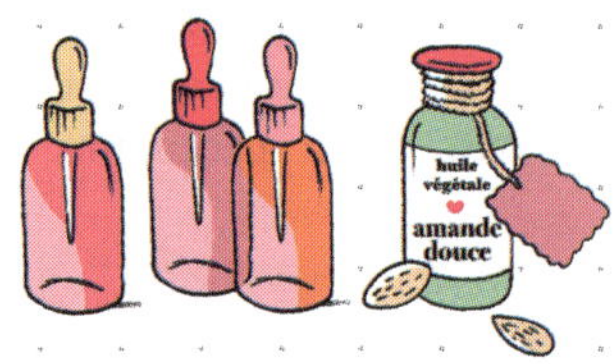

- 35 gouttes d'huile essentielle de basilic tropical *(Ocimum basilicum)*
- 35 gouttes d'huile essentielle de lavande vraie (*Lavandula angustifolia*)
- QSP (quantité suffisante pour compléter un petit flacon de 30 mL) d'huile végétale d'amande douce

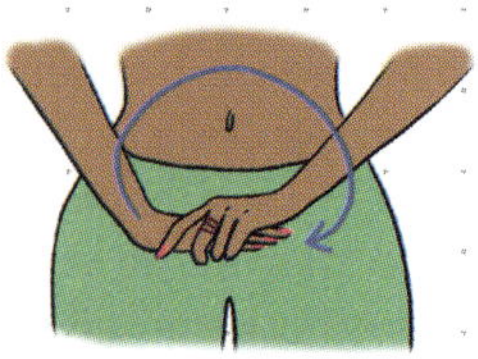

Comment procéder ?

Versez quelques gouttes de cette huile magique dans le creux de votre main et répartissez-la sur l'ensemble de votre ventre. Positionnez ensuite votre main perpendiculaire à votre ventre puis, à l'aide de l'autre main posée sur la première, procédez à un mouvement circulaire dans le sens des aiguilles d'une montre en exerçant une légère

pression. Rapprochez-vous petit à petit du nombril, suivant une ligne en escargot.
Vous devriez sentir quelques petites bulles de gaz se déplacer, c'est parfaitement normal.

Combien de temps? 3 minutes de ce massage suffisent à décontracter votre intestin et faciliter la digestion.

Attention : avant toute application, pensez à réaliser le test du pli du coude : déposez quelques gouttes de votre huile de massage dans le pli de votre coude où la peau est très sensible. Attendez quelques heures. Si vous n'observez aucune réaction (rougeurs ou gratouilles) : good! Vous êtes prête pour la séance de massage aux huiles essentielles.

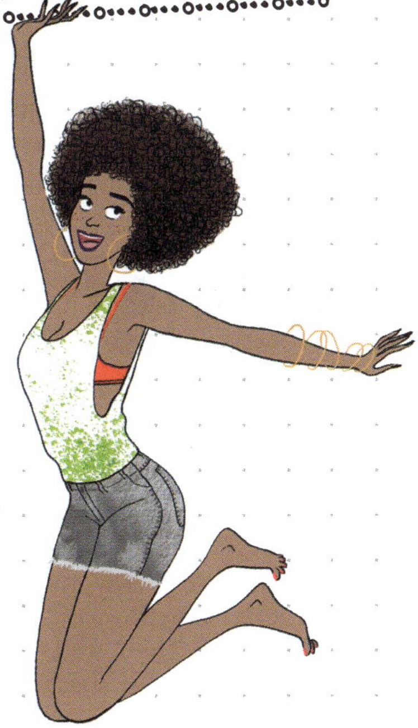

Je me focalise sur ce qui me fait du bien

Parfois il suffit de changer son état d'esprit pour prendre conscience de tous les plaisirs qui existent déjà dans notre vie et pour les apprécier davantage. Toutes ces petites choses qui sont à notre portée ont le pouvoir quasi magique de nous redonner le smile! Identifiez-les. Réfléchissez bien, il y en a sûrement une multitude. Une balade en plein air, une musique punchy ou encore un coup de téléphone à votre meilleure amie suffisent parfois à voir la vie avec plus de légèreté. Notez-les précieusement dans votre petit carnet tous les soirs au coucher. Ce journal de gratitude permet de porter toute votre attention sur ces petits riens qui font toute la beauté de la vie. Vous verrez même que, avec un peu d'entraînement, vous serez capable d'identifier beaucoup de positif dans les situations difficiles. Cette liste vous permettra aussi de vous rendre compte de vos véritables besoins émotionnels et ainsi de savoir les combler plus naturellement.

Mes rituels power belly pour un max de vitalité

La vitalité est une source essentielle de bien-être psychologique et physique qui permet de vous sentir forte, pleine d'énergie et prête à déplacer des montagnes.

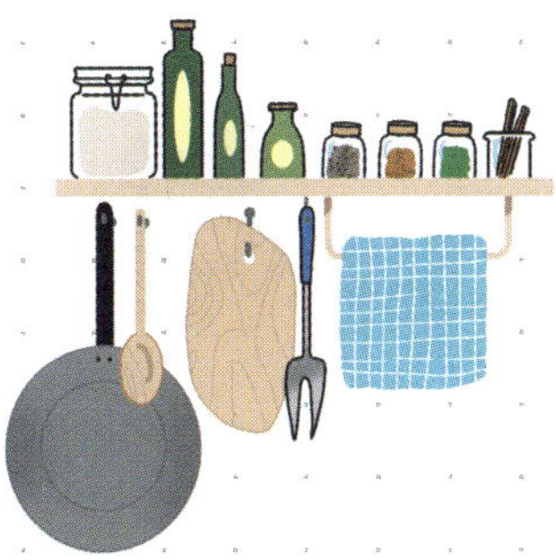

Top 5 des aliments energy boost

On aime les bonnes calories, celles que l'on convertit facilement en énergie au lieu de faire grimper les chiffres sur la balance. Privilégiez donc les aliments à faible indice glycémique (ce petit indice détermine la faculté d'un aliment à élever le taux de sucre dans le sang). Voici une petite liste de ces energy food vous permettront une énergie constante tout au long de la journée…

Les céréales complètes (blé, orge, avoine, maïs, riz, quinoa, millet, sarrasin)

À l'inverse de leur version raffinée, ils ont un indice glycémique plus bas qui permet une libération d'énergie progressive et une bien meilleure satiété (on a donc tendance à être plus facilement rassasiée). Faites vous-même vos gâteaux et vos pâtes à pain en utilisant des farines semi-complètes ou complètes de bonne qualité et à vous les salades de riz complet, de quinoa ou les galettes de sarrasin.

Les noix et noisettes

Riches en magnésium et oméga-3, elles nourrissent les neurones et favorisent la concentration, pour des journées productives. Elles sont aussi d'excellents coupe-faim au pouvoir d'accélerer la satiété intéressant. Toutes désignées pour un petit encas énergisant !

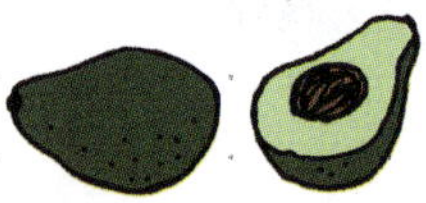

L'avocat

Sa forte teneur en oméga-3 nourrit votre cerveau et permet de garder un total focus sur vos activités. Le superfood que l'on doit mettre dans son assiette au minimum 3 fois par semaine.

Les graines de chia

Riches en protéines et en acides gras essentiels de type oméga-3, elles sont une véritable source d'énergie. En pudding ou dans des energy balls (voir recette ci-dessous), elles vous offriront un regain d'énergie non négligeable pour vos journées chronométrées. À consommer comme source de protéines au petit déjeuner (mélangé à un yaourt végétal par exemple) ou en encas.

Les fruits frais ou secs

Avec un indice glycémique certes plus élevé, ce sont néanmoins les petits encas parfaits pour un shoot de sucre naturel, source d'énergie rapide. Leur forte teneur en fibres permet d'éviter que les sucres qui les composent ne se stockent sur nos hanches sous forme de gras. Trois fruits secs couplés à une poignée de noix ou noisettes : les petits snacks parfaits pour des journées un peu sport. À consommer de préférence avant 16 heures.

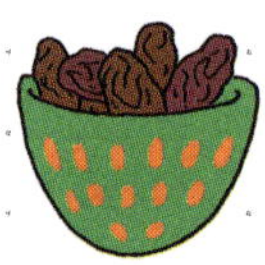

Energy ball anti coup-de-pompe

Mélangez tous les ingrédients suivants dans un mixeur : 12 dattes dénoyautées et plongées dans l'eau pendant 1 heure, ½ avocat, 2 poignées de noix/noisettes/noix de cajou, 2 cuillères à soupe de graines de chia préalablement trempées dans 1 verre d'eau pendant 5 minutes, 1 cuillère à café de poudre de cacao brut, 1 pincée de sel.

Le mélange peut être un peu pâteux. Finissez de mélanger à la main si besoin. Formez de petites boules de la taille d'un litchi puis placez-les au frais pendant un minimum de 2 heures. Dégustez-en 1 ou 2 en cas de petit coup de mou.

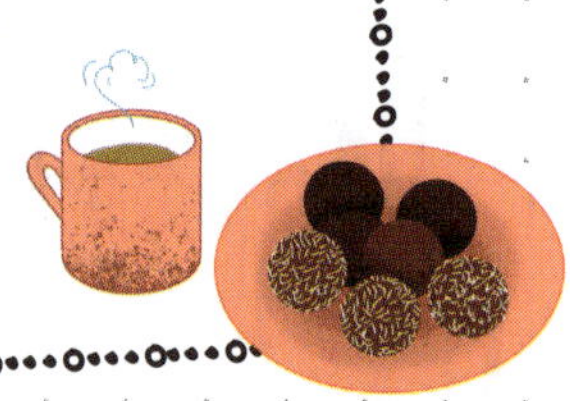

Mes immune-boost food

Voici les superfood pépites pour booster le plus grand allié de votre vitalité : votre immunité !

Le pollen frais

Cette substance magique, sécrétée par les abeilles, renferme de précieux nutriments qui boostent les fonctions immunitaires. Riche en molécules antioxydantes, en vitamines et en minéraux, c'est le superaliment protecteur de votre santé en hiver. Énergisant, il facilite également la digestion et nourrit les bonnes bactéries de votre intestin. Le pollen se prend sous forme d'1 c. à s. tous les matins, en cure de 2 à 3 semaines.

Le bouillon de poulet bone broth

Le superfood des belly girls qui se respectent, le bouillon de poulet est rempli de nutriments pépites pour votre santé. C'est un véritable remède pour les intestins grâce à sa forte teneur en glutamine, un acide aminé essentiel qui reconsolide les parois intestinales (avis aux intestins hyper-perméables) et booste vos fonctions immunitaires. À faire mijoter l'hiver comme mamie le préconisait. Consommez-en 2 bols le dimanche soir. Et petite astuce : versez le restant de votre délicieux bouillon dans un bac à glaçons à placer au congélateur pour toujours en avoir d'avance en cas de flemmardise aiguë.

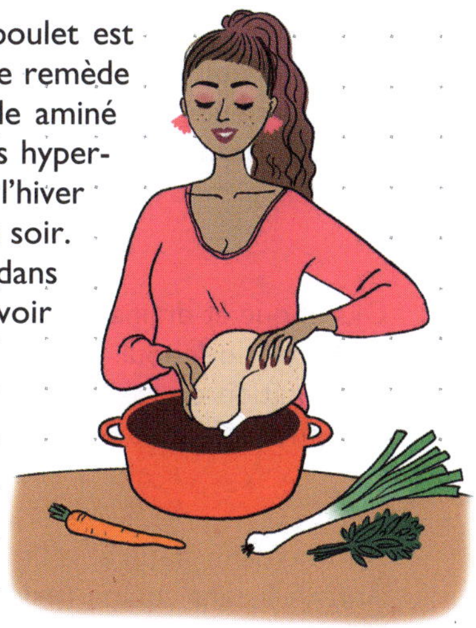

Bone broth maison
Placez un petit poulet dans une cocotte. Ajoutez 1 carotte, 1 petit poireau, 1 branche de céleri, 4 gousses d'ail et 1 oignon coupés en morceaux. Salez, poivrez aromatisez (thym, laurier, romarin). Couvrez d'eau et faites mijoter le tout à feu doux pendant 1 h 30. Votre bouillon magique est prêt à déguster. Vous pouvez au choix le filtrer ou choisir de le consommer avec les petits légumes.

Le curcuma

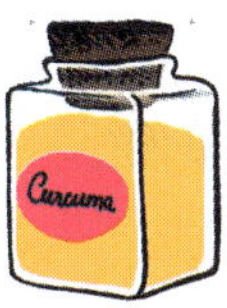

Ce puissant anti-inflammatoire calme l'inflammation cellulaire qui est par définition une réaction de défense de notre immunité. Sauf que nos vies stressantes et la malbouffe génèrent une inflammation chronique dans le corps qui devient néfaste et sollicitent notre immunité en permanence… En diminuant ce phénomène inflammatoire, on fiche la paix à notre immunité, qui peut enfin se concentrer sur la défense de l'organisme. À saupoudrer dans tous vos plats !

L'ail

Puissant anti-infectieux, la gousse d'ail est la meilleure amie de nos globules blanc en leur filant un sacré coup de pouce pendant les attaques virales. Pimpez vos assiettes avec de l'ail dès l'automne et tout l'hiver pour survivre aux virus qui traînent sous l'écharpe.

Hachez votre gousse d'ail finement puis écrasez les petits morceaux avec le plat du couteau pour libérer un max d'allinase (enzyme responsable de la synthèse de l'allicine, LA molécule active immunoboost que nous recherchons). Versez ensuite un peu d'huile d'olive par-dessus (cette super molécule est plus soluble dans les graisses), puis laissez agir le tout quelques minutes avant d'avaler ce petit remède naturel ou bien de le mélanger à une bonne vinaigrette.

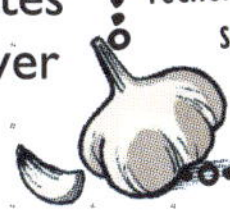

Mes fit food

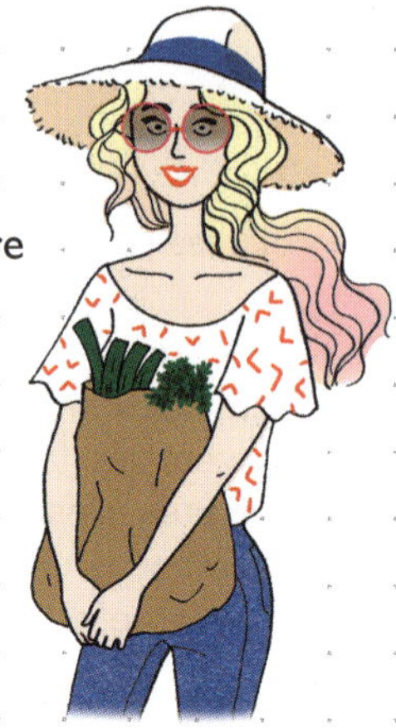

Un corps svelte et tonique est gage d'une belle vitalité. Pour cela, on intègre des fit food dans notre assiette. Qui dit fit food dit richesse en fibres et en eau pour un pouvoir drainant maximal. Les nutriments pour garder la ligne, en bref! En voici quelques-uns à inclure dans votre assiette et dans vos smoothies pour garder la ligne avec plaisir. Drainant, diurétique, coupe-faim, favorisant l'élimination, réduisant la glycémie, diminuant les fringales, hypocalorique, rassasiement, brûle-graisse… autant de qualités dans ces aliments qui permettent de rester fit! Et comme ils sont super-goûteux, on se fait plaisir par la même occasion!

Le concombre

Allié minceur, composé à 95 % d'eau, il aide à la perte de poids tout en régulant la glycémie pour diminuer le stockage des graisses. Sa richesse en fibres assure un transit régulier et une digestion facilitée. Supertasty dans les jus et les smoothies, il est aussi très rafraîchissant et permet une meilleure élimination. Ventre plat garanti. Abusez-en chaque semaine!

Le fenouil

Diurétique et drainant de par sa richesse en anéthol et en antioxydants, peu calorique et riche en fibres, le fenouil offre un effet coupe-faim intéressant. Aliment carminatif (qui empêche la formation de gaz dans l'intestin et dans l'extomac), il permet une digestion allégée, on se sent moins lourde à la fin du repas.

La fraise

Antioxydant naturel, elle réduit l'impact des radicaux libres qui altèrent les cellules. Antivieillissant cutané (#skinfood), elle permet une bonne régulation du taux de sucre dans le sang pour une meilleure distribution de l'énergie et une diminution des fringales.

La cannelle

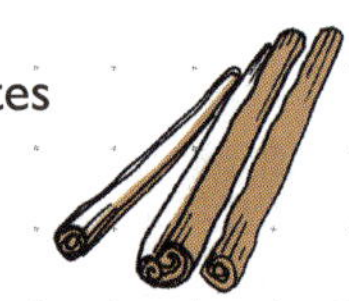

Cette épice très utilisée en ayurvéda possède des propriétés antioxydantes redoutables. Elle facilite également la régulation de la glycémie. Saupoudrez vos plats, compotes et yaourts de cette épice miracle et dites bye bye aux petites fringales et aux envies de sucré!

La pomme

Riche en pectine, une fibre au pouvoir rassasiant ultrarecherché, la pomme permet de caler les petits creux durablement. Elle est aussi faible en calories, ce qui n'est pas pour nous déplaire! *One apple a day, keeps the «kilos» away*…

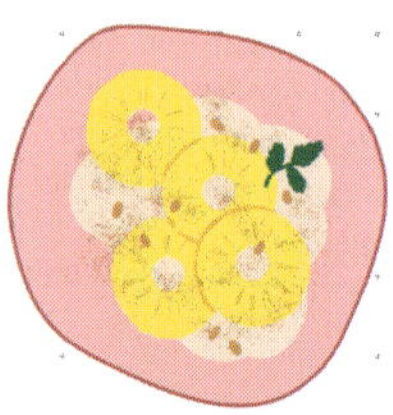

L'ananas

Riche en fibres et en enzymes digestives, notamment la bromélaïne, une enzyme brûle-graisse, ce fruit exotique est notre allié digestion et minceur. À ajouter généreusement dans vos salades de fruits!

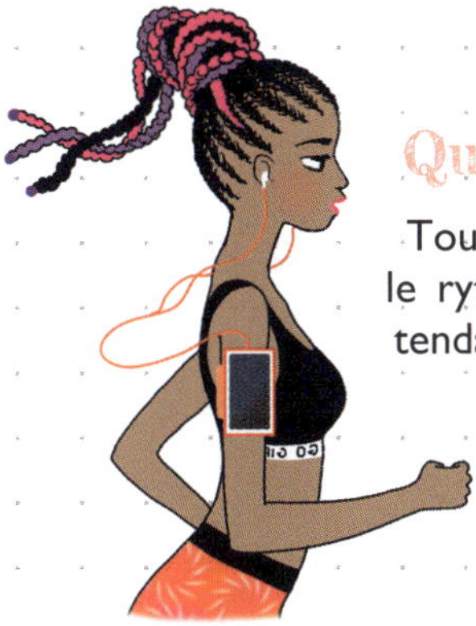

Quel sport pour mon ventre ?

Tous les sports qui permettent de relaxer le mental et de faire monter le rythme cardiaque seront à inclure dans votre planning. Si vous avez tendance à constiper, faites swinguer vos intestins afin d'améliorer votre transit et votre digestion ! Course à pied, natation, marche rapide et le célèbre yoga du ventre (voir p. 62 pour celles qui le souhaitent) : autant de sports qui vont ravir notre belly et l'aider à bien digérer.

Je chouchoute mon ventre tout au long de mon cycle féminin

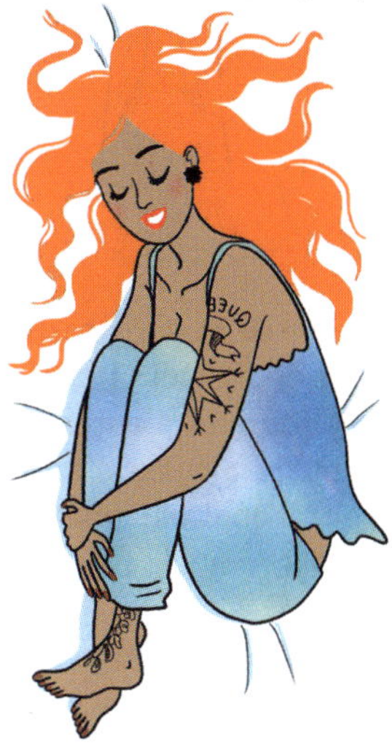

Pourquoi je suis stressée et j'ai mal au ventre pendant mes règles ?

Les douleurs menstruelles qui vous clouent au lit et que même la bonne vieille bouillote n'arrive pas à calmer, ça vous parle ? Si vous faites partie de la team #règlesdouloureuses, décortiquons ensemble le mécanisme de vos menstruations pour mieux comprendre l'impact que celles-ci peuvent avoir sur votre ventre. Mais d'abord, un petit cours de physiologie sur votre cycle pour planter le décor.

Mon cycle au rythme des hormones

Le cycle commence le premier jour des règles et se termine le premier jour des règles suivantes. Il dure entre 21 et 35 jours, selon les femmes mais prenons l'exemple d'un cycle moyen de 28 jours.

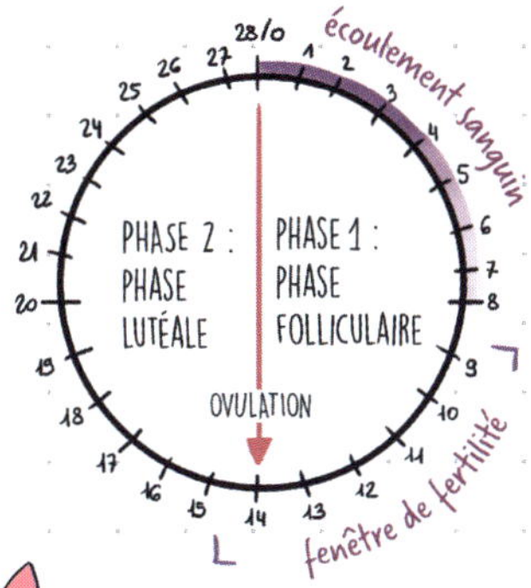

PHASE 1 : PHASE FOLLICULAIRE DU 1ER AU 14E JOUR

Phase dominée par la présence d'œstrogènes, hormones stars de la féminité, qui provoquent l'épaississement de l'endomètre (muqueuse qui tapisse l'utérus) et préparent le corps à ovuler.

OVULATION LORS DU 14E JOUR DU CYCLE

Un de vos ovaires libère un ovule qui se dirige alors vers l'utérus. Si, en chemin, cet ovule croise un spermatozoïde (coucou toi !), il peut y avoir fécondation. Cette fenêtre de fertilité dure quelques jours (du 9e au 14e jour par exemple, soit la durée de vie du spermatozoïde + le jour de vie de l'ovule) Il s'agit de la target zone de celles qui souhaitent procréer ou, au contraire, faire attention à leur fécondité.

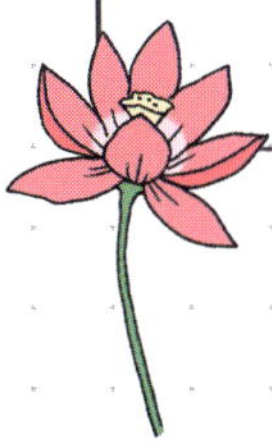

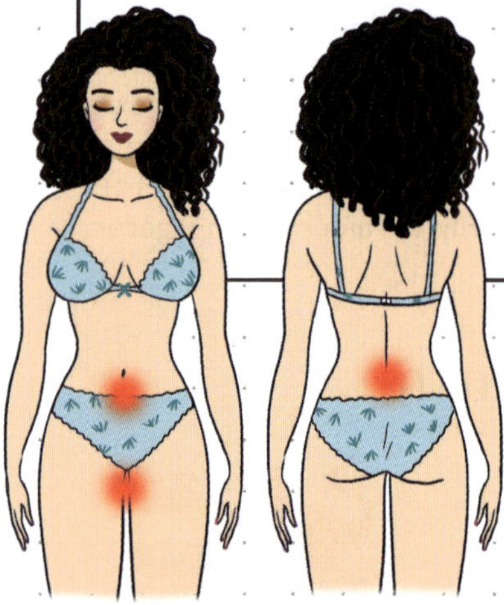

PHASE 2 : PHASE LUTÉALE DU 14ᴱ AU 28ᴱ JOUR

La progestérone prend le relai des œstrogènes et permet l'implantation éventuelle de l'embryon. Si l'ovule n'est pas fécondé, l'utérus éliminera alors la muqueuse utérine, qui correspond au sang des règles (composé non seulement de sang, mais aussi de fragments de l'endomètre, de cellules et de sécrétions vaginales et utérines, et de bactéries de la flore vaginale).

Et hop, on repart pour un cycle!

C'est très exactement la contraction de l'utérus à la fin de la 2e phase qui est la grande coupable des douleurs menstruelles! Ces douleurs peuvent se localiser au niveau du bas-ventre, ou aller jusqu'à provoquer une inflammation qui irradie les tissus environnants comme les intestins, le bas du dos et même l'intérieur des cuisses. Rien de très réjouissant, donc.

Et mon microbiote, il en pense quoi?

« Est-ce que les œstrogènes chamboulent mon microbiote intestinal ? » La réponse est sans appel : « Oui » ! Les œstrogènes ne font pas bon ménage avec notre microbiote intestinal et modifieraient l'action de nos bactéries. Réciproquement, un microbiote déséquilibré pourrait quant à lui modifier l'activité des œstrogènes. Ainsi, qui dit Happy Belly dit « cycle hormonal harmonieux », et inversement. On vous dit tout dans les pages suivantes pour y parvenir!

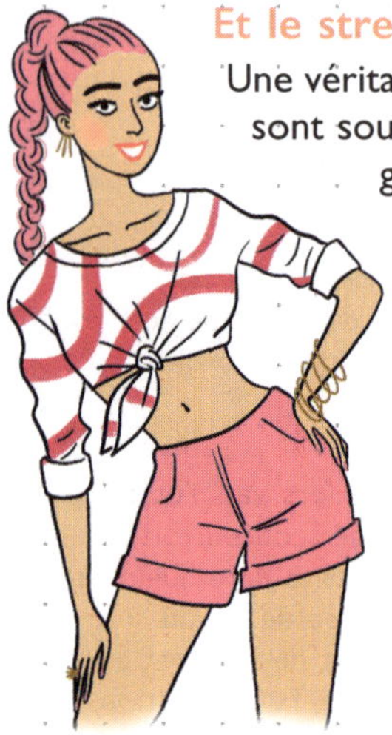

Et le stress dans tout ça?

Une véritable connexion cerveau/ovaires existe également puisque nos hormones sont sous la tutelle d'autres hormones synthétisées par l'hypophyse (une mini-glande endocrine scotchée au cerveau). Donc quand le cerveau va, tout va! Mais si on rumine des pensées négatives sans arrêt, ce n'est pas seulement notre moral et notre état émotionnel qui en pâtissent mais tout notre équilibre hormonal qui peut s'effondrer! Il est d'ailleurs fréquent d'observer des arrêts de règles suite à un choc émotionnel. Instaurer une routine zen dans votre journée sera très salvateur.

Pour rappel, voici un petit exercice de respiration zen (voir p. 59) dont on vous rappelle les codes : inspirez par le nez sur 8 secondes, retenez votre souffle 5 secondes, expirez doucement sur 8 secondes par le nez en visualisant le stress s'échapper de votre corps. Répétez l'enchaînement 10 fois.

SPM (ou syndrome prémenstruel), quand tu nous tiens...

Le syndrome prémenstruel, de son petit nom SPM, est souvent perçu comme notre pire ennemi. Et par sa myriade de symptômes très différents pour chacune, ce syndrome fait chaque mois remonter à la surface les problèmes qui sommeillent en nous.

Qu'il s'agisse de douleurs à se plier en deux, de boutons, tensions dans la poitrine, fringales incontrôlables, ascenseur émotionnel, intestins en vrac, rétention d'eau, migraines carabinées, moral dans les chaussettes et énergie raplapla, le SPM nous indique chaque mois ce qui ne se passe pas bien dans notre corps.

Il peut survenir 2 à 7 jours avant les règles (parfois jusqu'à 14 jours) et prend fin à l'arrivée de celles-ci. Signe ultime d'un déséquilibre hormonal, en exacerbant chaque symptôme, le SPM renseigne des désordres qui sont à travailler chez vous (digestifs, émotionnels ou encore cutanés). L'heure du bilan hormonal s'impose !

Les règles sont quant à elles, une forme de délivrance. Telle une purification, elles permettent de détoxifier et de nettoyer l'organisme. Être bien dans vos cycles est donc primordial pour vivre en parfaite harmonie, et le SPM est là pour nous rappeler tous les mois à l'ordre. Sachons prendre soin de nos hormones !

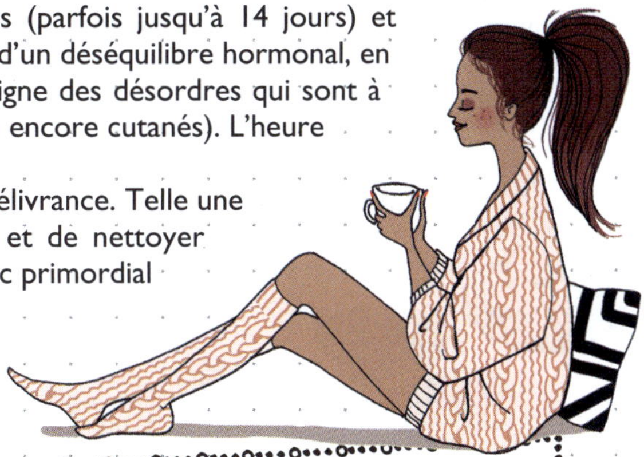

Qu'est-ce que l'endométriose ?
C'est une maladie gynécologique, longtemps ignorée et souvent mal diagnostiquée. Parfois asymptomatique, elle peut aussi être responsable de douleurs invalidantes et de problèmes de fertilité. L'endométriose toucherait 1 femme sur 10. Son mécanisme est complexe et se manifeste différemment selon les femmes. Elle est liée à la présence de tissu semblable à la muqueuse utérine en dehors de l'utérus.

Mon ordonnance healthy hormones

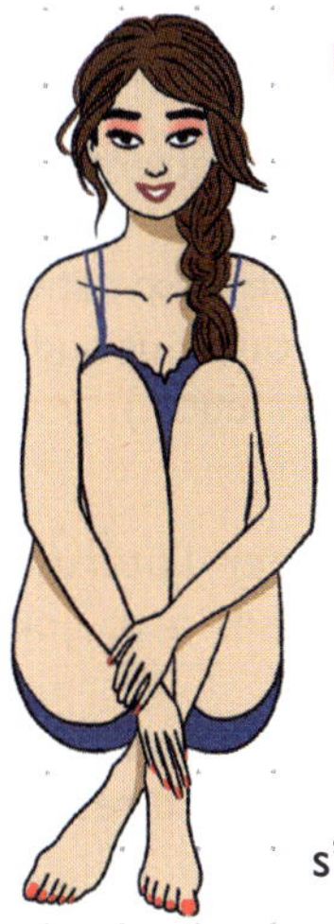

Une détox hormonale pour soulager mon SPM naturellement

Le SPM est un signe qui montre que votre système de détoxification hormonal est saturé, avec bien souvent pour cause un trop plein de métabolites toxiques. Les métabolites toxiques sont les petits déchets produits lors du métabolisme de vos hormones. Celles-ci suivent un cycle de vie : lorsqu'elles ont rempli leurs fonctions, il est temps pour elles de nous quitter, direction le foie pour se décomposer afin d'être éliminées plus facilement. Sauf que ce petit détour par le foie peut être plus compliqué pour certaines filles. Pour faire simple, vos hormones ont le choix entre 3 directions (appelées voies métaboliques). La voie 1 est la bonne, le nec plus ultra, la route sans encombre (par ici la sortie !). Mais si elles empruntent les 2 autres… c'est la cata ! Résultats les petits sous-produits issus de ce passage dans le foie, au lieu d'aller gentiment s'éliminer, agissent comme des toxines et nous bombardent d'effets pas très

sympas : boutons, migraines, sautes d'humeur, tensions, douleurs de règles…, bref vous aurez reconnu ce cher SPM.
Une détox hormonale sera la clé pour éliminer ces métabolites toxiques et restaurer votre équilibre hormonal (rendez-vous dans le chapitre 3, p. 56 pour suivre le protocole correspondant au profil « Ma détox belly cyclique »).

L'alimentation qui me fait du bien pendant mon cycle

Les bons gras

On blinde son assiette d'acides gras essentiels de type oméga-3 que l'on trouve dans le saumon, les sardines, les harengs, les anchois, les oléagineux (noix, noisettes, amandes, graines), les bonnes huiles (olive, noix, colza, lin), ou encore l'avocat. Ses bons gras sont la matière première de vos hormones et donc les alliées de votre cycle. Leurs propriétés anti-inflammatoires naturelles seront aussi d'une grande aide pour calmer votre SPM.

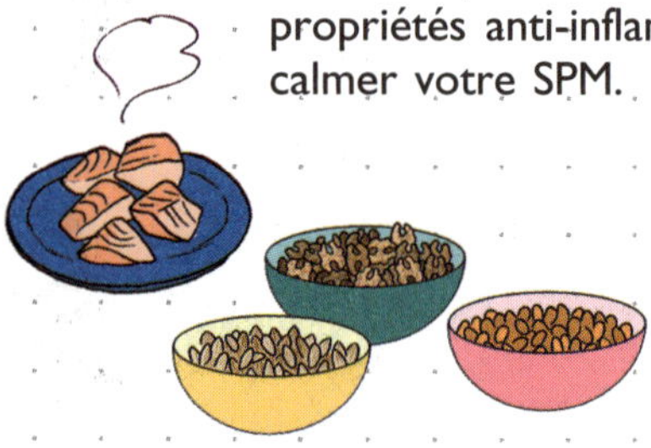

Si on ne consomme pas suffisamment de « bon gras », on ne peut pas produire d'œstrogènes ni de progestérone, et notre cycle est alors chamboulé ! C'est aussi pourquoi beaucoup de femmes, qui ont eu des troubles du comportement alimentaire durant l'adolescence, peuvent avoir des règles très irrégulières voire pas de règles du tout et rencontrer des problèmes de fertilité plus tard. Une piste à ne pas ignorer !

Les choux crucifères

Ils sont riches en glucosinolates dont le recherché indole-3-carbinol, puissant détoxifiant des œstrogènes. Cette molécule superstar place les choux sur la première marche du podium des aliments healthy (antioxydants et même anticancer !). Parmi eux, le chou-fleur, le brocoli, les choux de Bruxelles, le pak-choï ou encore le chou kale et le chou vert… Bref inutile de vous prendre le chou : mettez-le dans votre assiette et dans vos smoothies aussi régulièrement que possible.

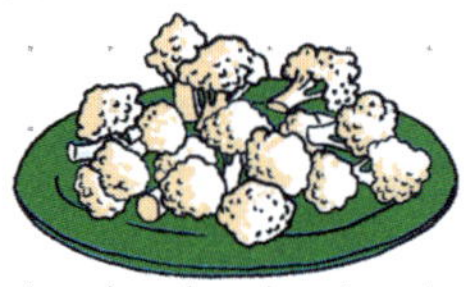

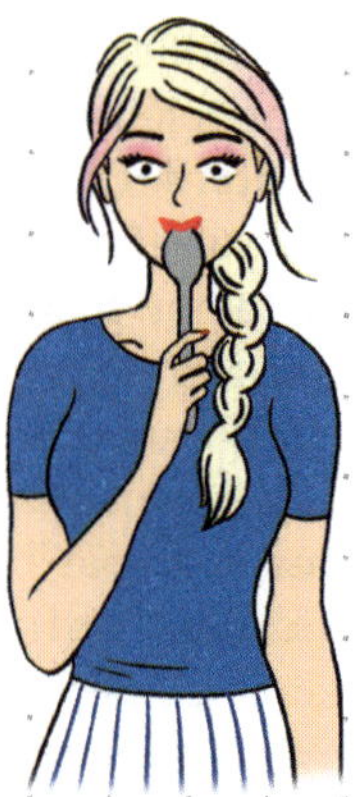

Les graines de lin

Ce sont de puissants anti-inflammatoires et phytoestrogènes qui régulent votre équilibre hormonal. Elles sont indispensables pour améliorer les troubles hormonaux. Attention, ne les faites surtout pas chauffer (risque d'oxydation). Broyez les graines crues pour profiter de leurs vertus, que vous saupoudrez sur toutes vos préparations sucrées ou salées (le goût est neutre).

Le gingembre

Anti-inflammatoire et antispasmodique, il va décontracter l'utérus et l'intestin. C'est THE SUPERFOOD des règles douloureuses à toujours avoir sur soi.
Mâchouiller un petit morceau de la taille de la pulpe du pouce vous offrira un shoot de gingérol qui stimule la bile et les enzymes digestives,

pour être décontractée du belly. Pour les plus courageuses, on saupoudre de poivre noir pour augmenter son efficacité.

La cannelle

Cette épice ayurvédique régule le taux de sucre dans le sang (bye bye fringales) et stimule la production de nos hormones. Effet aphrodisiaque redoutable paraît-il… Alors banco !

Haro sur les ennemis de mes hormones

Les sucres raffinés

Éliminez les sucres raffinés qui, en épuisant votre insuline, impacteront la production d'autres hormones responsables de l'ovulation. Pour faire court, les cookies ne sont pas du tout hormone-friendly. Inutile d'insister. Préférez toujours les sucres naturels des fruits ou les sucres complexes des céréales complètes.

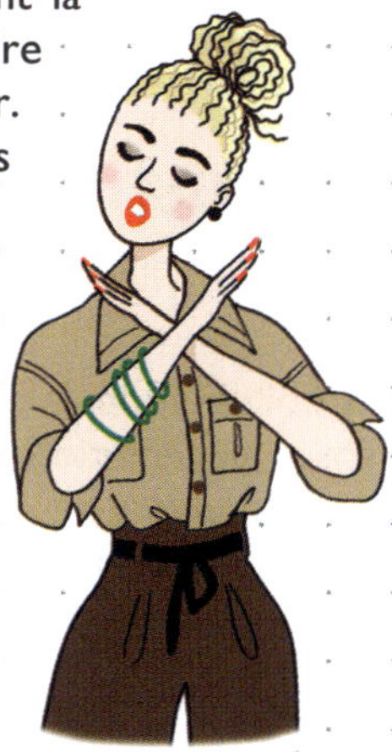

Les perturbateurs endocriniens

Planqués dans de nombreux plats industriels, ils se fixent aux récepteurs hormonaux et court-circuitent le boulot de nos hormones et par là même dérèglent nos cycles. Pour éviter tout risque de rencontrer ces malotrus, dites bye bye aux plats tout prêts et hello au fait maison pour la majorité de vos repas. Évidemment, il n'est pas toujours simple de cuisiner maison, mais c'est la seule solution pour savoir ce que vous consommez. Un simple bol de riz, 3 courgettes en rondelles et 1 blanc de poulet, ce n'est pas si sorcier à préparer.

Connaissez-vous le seed cycling ?

Le seed cycling est une façon naturelle de réguler les hormones grâce à la consommation de certaines graines durant les phases spécifiques du cycle menstruel. Les graines de lin, de sésame, de courge et de tournesol ont chacune une action spécifique sur notre corps, ce qui permet de soutenir les hormones féminines tout au long de notre cycle. Le seed cycling peut être bénéfique pour traiter tous types de problèmes liés au déséquilibre hormonal (acné hormonal, SPM, cycles irréguliers, douleurs liées à l'endométriose, syndrome des ovaires polykystiques ou SOPK).

Pour un max de bienfaits et une bonne assimilation de leurs nutriments, consommez ces graines crues et moulues (car leur enveloppe coriace est difficile à digérer).

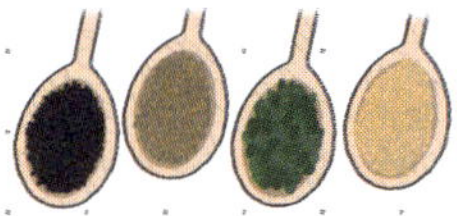

La bonne dose ? Utilisez 2 à 3 cuillères à soupe par jour de ces graines à saupoudrer sur vos plats et smoothies pour en ressentir les bienfaits.

Mon smoothie happy hormones

Mélangez tous les ingrédients suivants dans un blender avant de déguster : 3 feuilles de chou kale, 1 banane, 1 c. à c. de maca, 1 c. à c. de spiruline, 1 c. à s. de graines de lin ou de sésame (suivant la phase de votre cycle), ½ c. à c. de cannelle, 100 ml de lait d'amande.

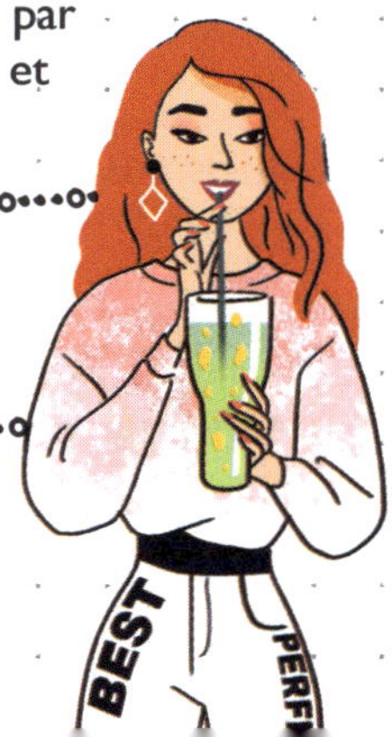

Graines de lin – elles prolongeraient la phase lutéale et auraient un impact sur la fertilité : leur teneur en lignanes (phytoestrogènes) régule la production d'œstrogènes.

Graines de courge – leur richesse en zinc calmerait les douleurs menstruelles.

→ pour la phase folliculaire (du 1er au 14e jour du cycle)

Graines de sésame – leur teneur en lignanes bloquerait la surproduction d'œstrogènes pour un meilleur équilibre hormonal.

Graines de tournesol – la vitamine E qu'elles contiennent améliorerait la fertilité et réduirait le SPM.

→ pour la phase lutéale (du 14e au 28e jour du cycle)

Mes astuces beauté

Mon alimentation, mon meilleur cosmétique

La pollution, le stress, la cigarette, la fatigue abîment votre peau, vous le savez sûrement. Votre alimentation, elle aussi, a un impact direct sur votre joli minois. Acheter des cosmétique tendance ne servira pas à grand-chose si en parallèle vous vous nourrissez de fast food et de gâteaux industriels ultrasucrés et gras. Votre alimentation est de loin la cosmétique la plus efficace pour une peau radieuse.

Je soigne mon intérieur et je rayonne de l'extérieur

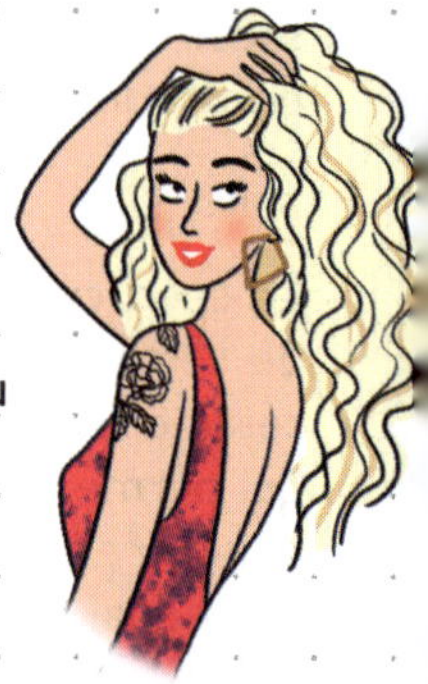

Votre peau est le miroir de votre intérieur, et plus particulièrement de votre ventre (encore et toujours lui) mais aussi de votre foie. En naturopathie, la qualité de votre peau, de vos cheveux et de vos ongles sont même utilisés comme marqueurs pour identifier d'éventuels dysfonctionnement ou carences dans votre alimentation.

Un teint terne peut être par exemple le signe d'un foie épuisé et saturé en toxines. Une détox du foie sera alors la bienvenue pour restaurer un glow magnifique.

Des problèmes d'acné peuvent avoir, quant à eux, pour origine un dérèglement hormonal et/ou un déséquilibre de votre microbiote intestinal (les bactéries partent à vau-l'eau et ça se voit sur votre peau).

Une peau très sèche peut renseigner sur un manque d'hydratation et/ou d'acides gras essentiels à la structure de votre peau.

Une peau grasse manifeste souvent un trop plein de sucres raffinés dans l'assiette ou un dérèglement de vos hormones.
Bref, prenez place devant votre miroir et faites un zoom sur votre assiette pour en faire votre meilleur cosmétique.

Mes beauty food

Pour avoir une peau ultralumineuse, focus sur les nutriments essentiels à consommer quotidiennement pour pulser vos petites cellules épidermiques. #glownaturel

Les fruits rouges

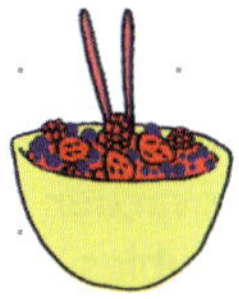

Leur richesse en molécules antioxydantes qui luttent drastiquement contre les radicaux libres responsables du vieillissement cellulaire, les propulse en tête de liste des beauty food anti-âge. Ces petits fruits magiques ont plus d'un tour dans leur pulpe, puisqu'ils stimulent également la microcirculation et boostent la production de collagène pour une peau plus ferme et plus dense.
Consommez régulièrement des salades de fruits rouges, des tartes maison, des smoothies gorgées de leurs antioxydants.

Orange, pamplemousse, citron, patate douce, carotte, épinards, mangue et poivrons rouges et jaunes

Leur point commun ? Une bonne dose de vitamine C qui stimulera, elle aussi, la microcirculation pour une bonne oxygénation des tissus cutanés, permettant ainsi la production du collagène. Elle est couplée à de la vitamine A, essentielle pour une peau en pleine santé, puisqu'elle favorise la régénération des cellules cutanées. Ciao les rides, par ici la peau lisse grâce à ces aliments que vous mettrez à tous vos menus !

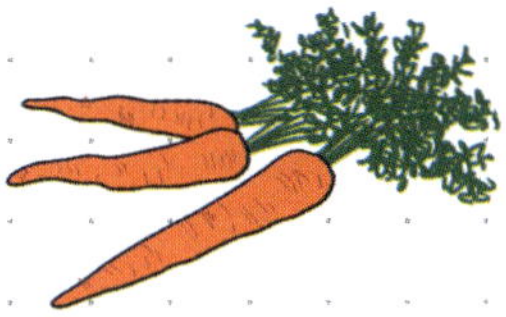

Carotte

Skinfood par excellence, la carotte est une mine de bêta-carotènes et de vitamine E, un cocktail multivitaminé et antioxydant pour la peau. Elle purifie les intestins au passage, ce qui n'est pas pour déplaire à votre joli minois.

Les oléagineux

Bourrés d'oméga-3, ces bons gras, que l'on retrouve dans les noix, les noisettes, les amandes, et autres graines germées, sont de vrais alliés beauté. Ils nourrissent notre peau en profondeur en lui apportant fermeté et élasticité. Double ration pour celles qui ont la peau très sèche ! Ils sont aussi source de vitamine E, essentielle à la synthèse du collagène, pour une peau tonique et radieuse.

Les fruits de mer

Blindés de minéraux et oligo-éléments dont le zinc et le sélénium, ces trésors de la mer nous aident à lutter contre le vieillissement cellulaire. Mieux qu'une virée au spa, un petit plateau de fruits de mer, les pieds dans l'eau !

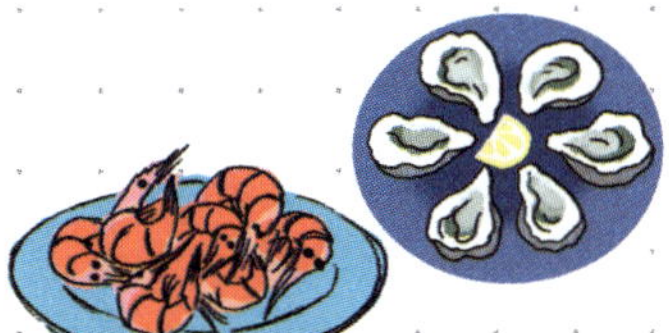

Le vinaigre de cidre bio

L'élixir belle peau ! Le vinaigre de cidre bio améliore la digestion, purifie de l'intérieur... et cela se voit de l'extérieur. Ce beauty tips que toutes les beautista se refilent est un must pour combattre les problèmes d'acné.

Une cuillère à soupe tous les matins de ce vinaigre magique dans un petit verre d'eau tiède, à jeun, pendant 3 mois sera nécessaire pour percevoir de beaux résultats. En régulant ainsi l'acidité dans votre corps grâce à son pouvoir alcalinisant et en donnant un coup de pouce à votre digestion, votre peau s'illuminera. Un secret de beauté à partager avec les meilleures copines only !

L'eau

Une bonne hydratation quotidienne est indispensable pour votre peau. Cela permet d'évacuer les toxines du corps et de mieux absorber les nutriments hydrosolubles (vitamine C, vitamines du groupe B) qui ont un rôle clé dans la synthèse du collagène. 1,5 à 2 litres d'eau telle que ou en infusion par jour : c'est le geste beauté à adopter toute l'année !

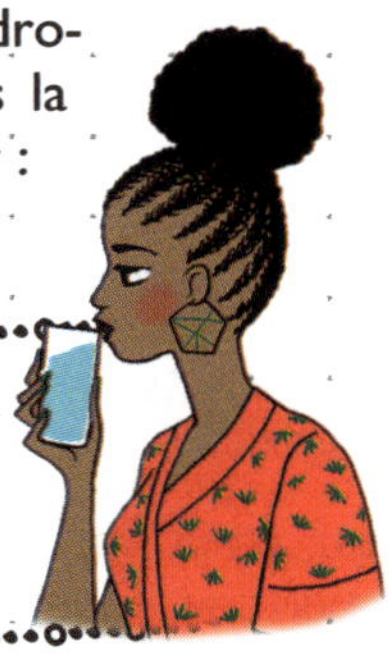

Mon smoothie « peau radieuse »

Véritable boost pour votre épiderme, ce smoothie vous apportera une maxi dose de Glow. Mélangez tous les ingrédients suivants dans un blender : 2 carottes, 1 poignée de fruits rouges de saison ou congelés, le jus d'½ citron, 1 cm de gingembre frais, 1 c. à c. de curcuma, 1 c. à s. de vinaigre de cidre bio, 1 c. à s. de poudre de collagène, 1 c. à c. d'huile d'onagre, 150 ml d'eau de coco. Et dégustez !

Chapitre 5

24 heures dans la peau d'une Happy Belly Girl

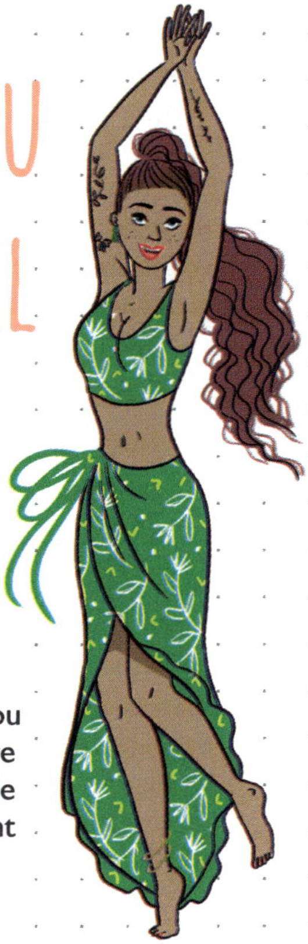

La routine, ce n'est pas votre truc ? Et pourtant c'est grâce à elle que l'on peut garder l'équilibre dans notre vie. Mais attention, nous ne parlons pas de n'importe quelle routine. La routine Happy Belly concerne toutes ces petites habitudes healthy, qui, répétées quotidiennement, créent un incroyable mieux-être et des bénéfices santé sur le long terme ! En effet, adopter de nouvelles résolutions s'avère parfois difficile dans notre quotidien tumultueux. Cela implique aussi de casser certaines mauvaises habitudes bien ancrées, comme le petit muffin qu'on dévore au goûter ou encore les 3 cafés qui rythment nos matinées hyperspeed… Chacune d'entre nous possède des petites manies pas toujours très saines et fait un jour le serment de s'en départir. Alors prête pour une routine simple mais vraiment saine qui aura un impact maximal sur vous et votre ventre ?

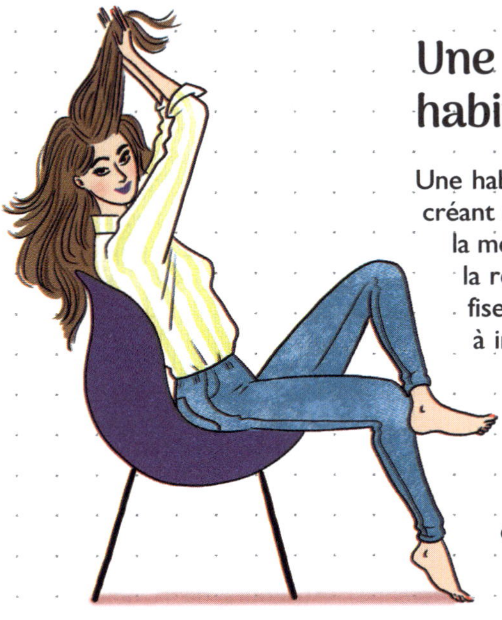

Une routine = de bonnes habitudes tous les jours

Une habitude agirait sur notre cerveau telle une drogue en créant un phénomène d'addiction. Sachez tout d'abord que la meilleure façon de casser une mauvaise habitude est de la remplacer par une bonne. Deux à trois semaines suffisent pour contrer les circuits addictifs et commencer à intégrer ce changement naturellement. Ensuite, il est important de préciser que les petits gestes répétés au quotidien, si insignifiants soient-ils, ont bien plus d'impact que les grands changements radicaux que vous ne sauriez tenir au long terme. Votre philosophie pour adopter une vie saine tient en une formule magique…

80 % de routine healthy + 20 % de spontanéité

- 80 % de petits rituels sains vous apportent équilibre, santé, bien-être et sérénité.
- 20 % de spontanéité sont absolument essentiels pour garder le smile et la flexibilité et vous sentir bien.

Car annuler un diner entre copines sous prétexte que vous ne mangez que des raviolis aux brocolis, ce n'est pas très fun : si vous ne voulez pas abandonner votre vie sociale ni lâcher vos bonnes résolutions dès le lendemain matin, octroyez-vous des petites entorses à votre programme. Veillez en revanche à ne pas troquer, l'air de rien, 20 % de spontanéité contre 30 % puis 40 % puis…

Besoin d'inspiration pour créer votre routine healthy ?

Nous avons imaginé toutes les étapes de votre quotidien de belly girl zen, accomplie et bien dans ses escarpins. Dans ce chapitre, découvrez au rythme de votre journée des daily tips, des petits rituels et inspirations food #belly-friendly pour vous embarquer dans les coulisses d'une routine Happy Belly. Prête à suivre de nouveaux rituels pour un ventre léger ?

N'oubliez pas de taguer votre quotidien inspiré de cette routine Happy Belly avec le hashtag #happybellygirl ou #myhappybellylife et n'oubliez pas de me taguer @dr.laurehyvernat.

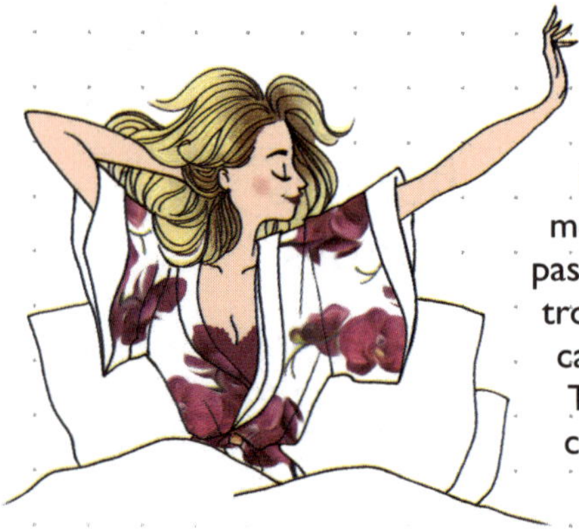

Mes rituels Happy Morning

Être réveillée par le bruit des vagues et le chant des mouettes, vous en rêvez chaque matin. Mais vous n'avez pas forcément la chance de vivre sous les cocotiers. Alors troquez-les contre une sonnerie zen (et néanmoins efficace). Votre réveil se fait en douceur.

Terminés les matins panique, biscotte dans la bouche en courant jusqu'au métro ! Les matinées d'une happy belly girl sont sacrés et super bien orchestrées. Voyons cela de plus près…

Mon rituel wake-up

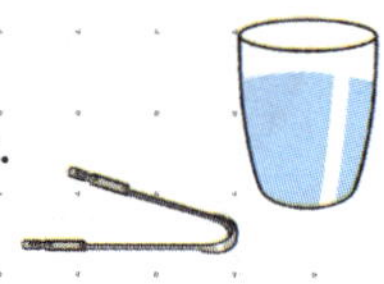

Gymnastique des paupières effectué, étirez-vous doucement dans votre lit. Aérez votre chambre puis dirigez-vous vers votre salle de bains pour préparer vos indispensables du matin.

Commencez par vous nettoyer la langue à l'aide d'un gratte langue – astuce tirée de l'hygiène de vie ayurvédique (médecine traditionnelle indienne). Au cours de la nuit, les bactéries issues de notre digestion remontent en effet le long du tube digestif. Au réveil, la langue est le siège de ces toxines et bactéries dont il vaut mieux se débarrasser sans traîner.

Buvez ensuite un petit verre d'eau tiède agrémenté parfois d'une cuillère à soupe de vinaigre de cidre pour réveiller doucement votre belly. #deboutlàdedans

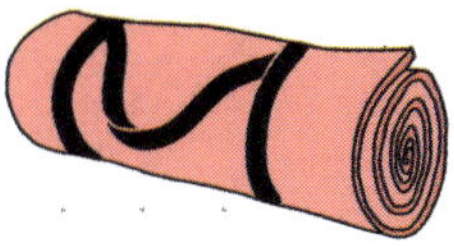

Mon yoga express matinal (10 minutes)

Déroulez ensuite votre tapis de yoga. Vaporisez-le de quelques pschitt de «yoga zen» (voir p. 62) pour envelopper ce moment d'arômes relaxants. Effectuez ce petit enchaînement de stretching matinal pour réveiller votre corps et votre esprit en douceur en maintenant chaque position 60 secondes, sans oublier de synchroniser votre respiration sur chaque changement de posture. Pour cela, il suffit de caler l'inspiration sur un mouvement puis l'expiration sur un autre mouvement, cette régularité synchronise le corps et le mental à la respiration pour un parfait alignement.

Ma séance yoga tonifiante

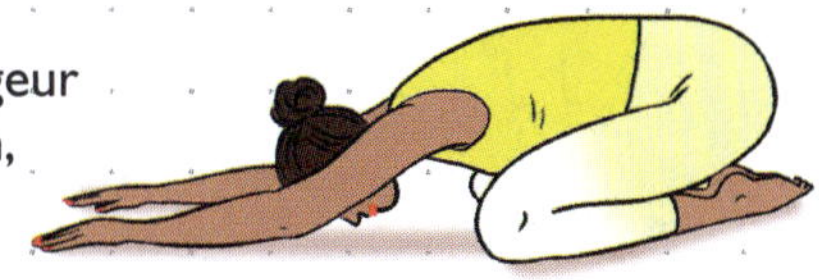

1. **L'enfant** : à quatre pattes, les genoux écartés de la largeur du tapis, joignez vos 2 orteils. Sur une longue expiration, abaissez vos hanches vers les talons tout en allongeant le buste vers l'avant, bras étirés devant vous, paumes vers le bas. Votre regard est centré sur votre intérieur. Cette position rassurante permet de vous reconnecter à vous-même et d'assurer un bon étirement du bas du dos pour chasser les tensions. Cette position stimule également le transit intestinal et booste les intestins paresseux.

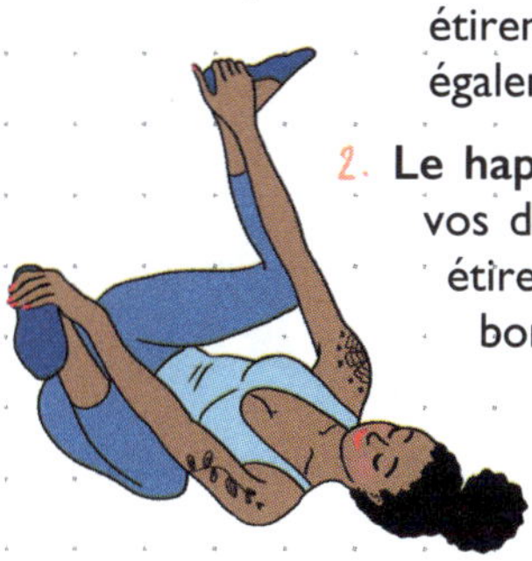

2. **Le happy baby** : allongée sur le dos, levez les jambes en l'air et attrapez vos deux pieds dans vos mains en fléchissant les genoux. Cette posture étire à la fois l'arrière des cuisses, assouplit vos hanches et favorise la bonne circulation des flux énergétiques dans votre ventre. Elle offre un petit massage à votre estomac tout en stimulant le système digestif. Profitez de cette posture pour effectuer 5 respirations ventrales en sentant l'air se gonfler dans votre ventre à l'inspiration puis s'expulser hors du ventre à l'expiration.

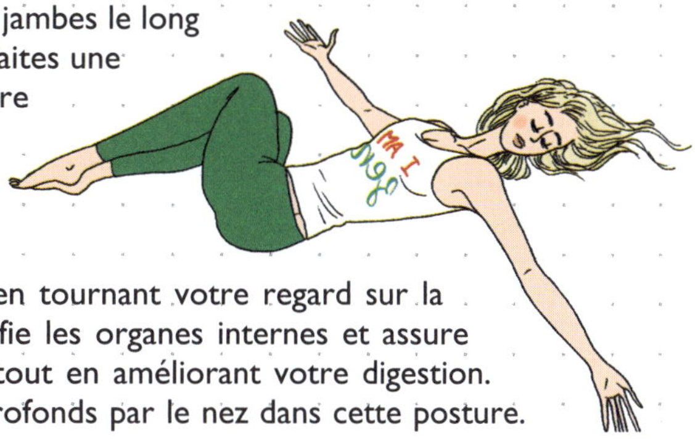

3. **La torsion à droite** : Toujours sur le dos, jambes le long du corps, fléchissez le genou gauche puis faites une rotation du bassin de sorte à poser votre genou gauche sur le côté droit du tapis. Posez votre main droite sur le genou gauche pour maintenir la torsion et sentir l'étirement le long de votre hanche gauche puis étirez l'autre bras à gauche en tournant votre regard sur la gauche. Cette torsion en douceur détoxifie les organes internes et assure un petit massage des tissus abdominaux tout en améliorant votre digestion. Effectuez 5 cycles respiratoires lents et profonds par le nez dans cette posture.

4. **La torsion à gauche** : répétez la même position avec le genou droit basculé sur le côté gauche du tapis.

5. **Le chien tête en bas** : à quatre pattes, placez vos mains en alignement sous les épaules et vos genoux sous les hanches. En appuie sur vos orteils, poussez vos fesses en direction des talons, puis étirez vos jambes et poussez les fesses vers le haut. Pensez à bien écarter vos omoplates l'une de l'autre et gardez le haut de votre corps bien droit. Cette position chasse les toxines et booste l'immunité. Elle favorise également la fonction digestive de la rate, du foie et des reins. Votre respiration est lente et profonde et s'effectue par le nez. Maintenez cette position sur 5 inspirations/expirations.

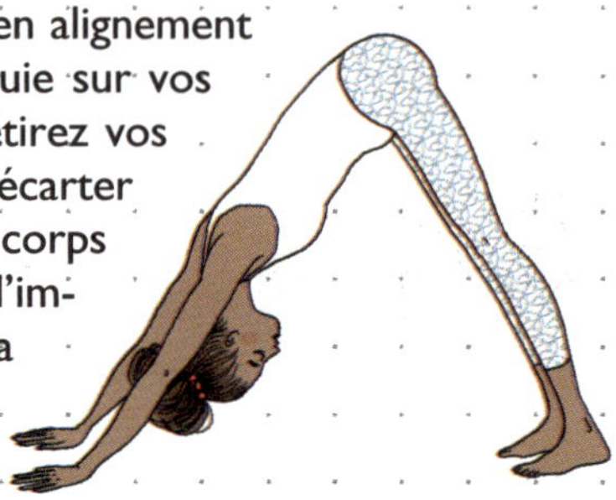

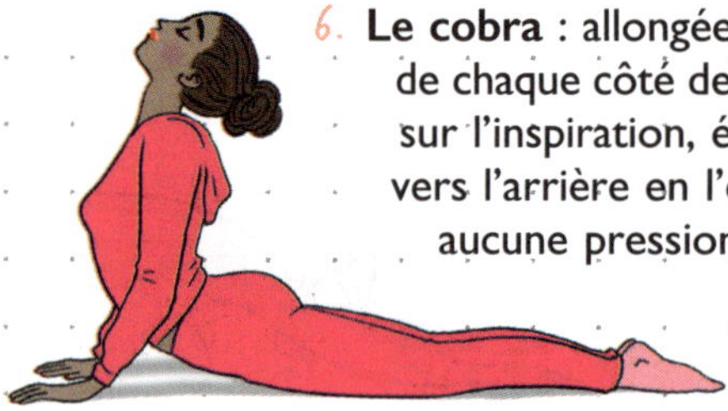

6. **Le cobra** : allongée sur le ventre, pieds joints, paumes des mains au sol de chaque côté de votre poitrine, coudes le long du corps. Expirez puis, sur l'inspiration, étirez le menton vers l'avant, levez et basculez la tête vers l'arrière en l'éloignant des épaules. Ensuite, soulevez le torse sans aucune pression sur les mains. Le cobra étire la colonne vertébrale et muscle le bas du dos. Cette posture tonifie les organes internes, reins, ovaires, utérus (bye bye douleurs menstruelles !).

7. **La pince debout** : Debout à l'avant de votre tapis, pieds l'un contre l'autre. Inspirez en ouvrant les bras de chaque côté comme si vous dessiniez un grand soleil. Expirez en plongeant votre buste en avant et placez vos mains au sol si vous le pouvez, sur les tibias ou les cuisses selon votre souplesse. Gardez le dos bien droit. Après plusieurs séances, vous observerez rapidement plus de souplesse à l'arrière de vos cuisses et progresserez, centimètre après centimètre. Cette posture permet un massage interne de vos intestins. Maintenez sur 3 cycles respiratoires lents et profonds.

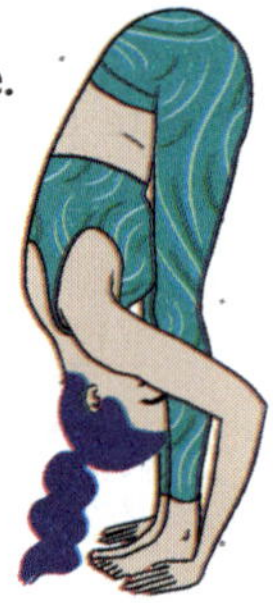

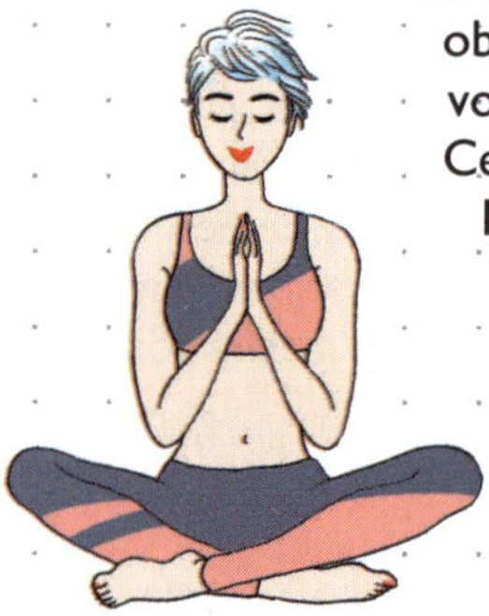

8. **Namasté** : remontez tranquillement le haut de votre corps, vertèbre après vertèbre, doucement. Les deux mains jointes en position de prière au niveau du chakra du cœur, le regard apaisé, le ventre zen et l'esprit clair, prononcez le célèbre « Namasté » qui clôture cette session de yoga matinal. Il est temps de poser vos intentions pour la journée !

Mon Mantra du jour

Voici une petite suggestion à choisir selon le mood du jour, mais libre à vous de créer votre propre phrase. Prenez le soin de noter votre mantra de la journée dans votre carnet puis répétez-le à voix haute 3 fois en laissant chaque mot résonner en vous.

« Je respecte mes besoins et je me sens sereine. »

« J'ai confiance en la vie. »

« Je prends facilement les décisions en suivant mon guide intérieur. »

« Je communique avec mon entourage en toute bienveillance. »

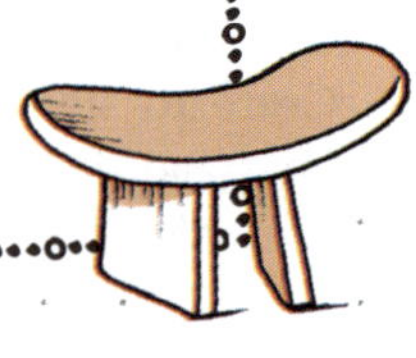

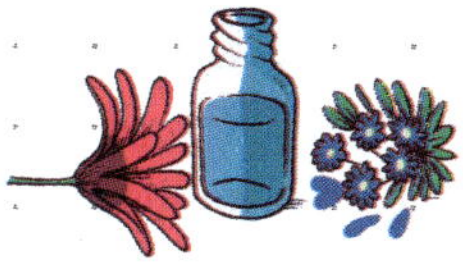

Mon massage belly zen

Profitez de la fin de votre séance de yoga pour offrir un petit massage à votre ventre. Deux minutes de la technique relaxante (voir p. 66), suffiront à détendre votre belly pour la journée.

Mon morning shot

Direction la cuisine, pour préparer les ingrédients de votre morning shot revitalisant… Ce petit jus matinal aux vertus anti-inflammatoires et décontractantes du ventre accompagne votre réveil en douceur.

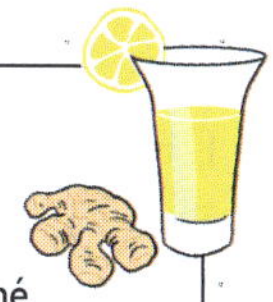

Mon morning shot

Ingrédient

- 1 c.à.c de curcuma bio
- 1 cm de gingembre frais finement haché
- ½ filet de jus de citron

Préparation

Infusez le tout dans une tasse d'eau bien chaude.
À siroter tranquillement.

Mes intentions good mood

Le temps de siroter ce délicieux breuvage, c'est l'occasion de vous offrir 10 petites minutes de journaling en couchant sur le papier vos gratitudes ou encore d'écouter un podcast super-inspirant, tout en vous remémorant en filigrane le mantra du jour. Ce moment selfcare du matin inscrira votre mood au beau fixe dès la première heure.

Ma routine beauté du matin

La peau est le plus grand organe du corps et l'un des émonctoires les plus puissants. Il a donc un rôle purificateur essentiel pour notre bien-être et notre beauté. En prendre soin fait donc partie intégrante de votre routine de belly girl dès le saut du lit.

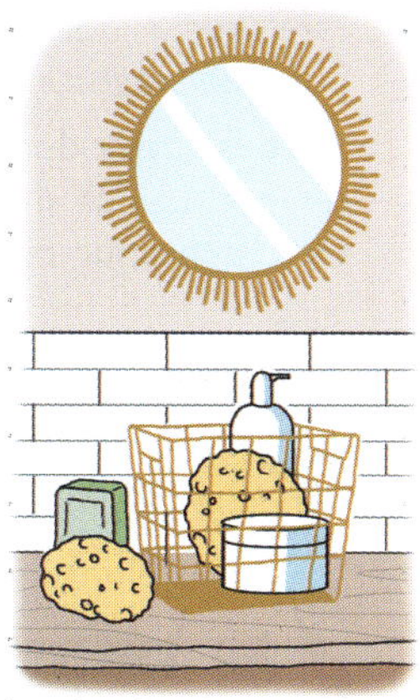

Commencez par interroger votre peau, miroir de votre intérieur, en observant votre visage dans la glace. Petits boutons, cernes, teint terne… sont autant de renseignements précieux de ce qu'il se passe dans votre belly. Écoutez ces indices pour incorporer les bons gestes dans la journée. Souvenez-vous, votre alimentation est votre meilleur cosmétique ! Mais pour une beauté inside out, vous devez aussi en prendre soin extérieurement. Voici quelques recos d'hydrolats à toujours avoir dans votre salle de bain pour illuminer votre teint.

3 hydrolats pour une peau lumineuse

L'hydrolat de fleur d'oranger

Quelques vaporisations suffisent pour sublimer l'éclat du visage. Effet bonne mine immédiat dès le saut du lit. Et son subtil parfum répandra une voluptueuse fraîcheur !

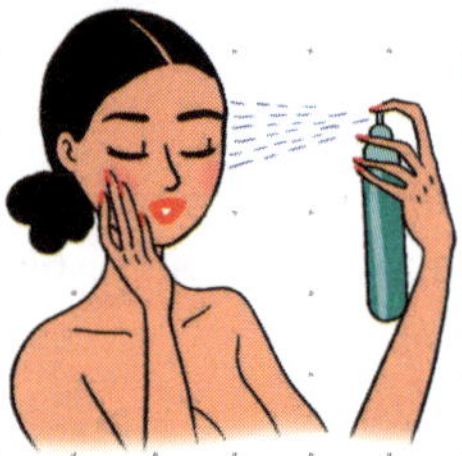

L'hydrolat de bleuet

Le BFF des peaux sensibles qui tiraillent et des yeux bouffis. Vous avez des poches gonflées sous vos yeux au réveil ? C'est le résultat d'une lymphe (liquide blanchâtre contenant des cellules immunitaires qui sert à épurer les déchets de l'organisme) un peu flemmarde. Cet hydrolat magique draine en profondeur et vous fera des yeux de biche au saut du lit.

L'hydrolat de lavande fine

Pour les peaux à tendance séborrhéique, ses molécules astringentes vont resserrer les pores et réguler l'excès de sébum. Le pshitt magique du matin au soir pour des petites retouches matifiantes si nécessaire. You shine baby !

Mon yoga du visage

À l'affut des nouvelles tendances, initiez-vous au yoga du visage. Une technique qui consiste à muscler votre faciès pour éviter son relâchement et stimuler la microcirculation pour un glow de folie. Pour conserver la jeunesse de votre peau, n'hésitez pas à consacrer 1 à 2 minutes tous les matins à cette gymnastique du visage. Voici quelques gestes chipés aux expertes, à pratiquer régulièrement durant votre routine beauté en appliquant votre crème de jour.

1. Avec le plat des mains, effectuez de légères pressions au niveau des joues, du cou, des oreilles et du front pour relâcher les tensions du visage.
2. De la base du cou, faites remonter votre main droite jusqu'au menton puis votre main gauche et ainsi de suite pour activer les ganglions lymphatiques du cou.
3. Avec vos 2 index, massez le coin intérieur de vos yeux par des petits massages circulaires pour décongestionner le regard. Idem à la base du nez.
4. Avec les deux doigts en V, venez caresser vos pommettes à l'horizontale, du nez jusqu'aux tempes. Le gua sha (spatule spéciale pour lisser la peau) en quartz rose sera un instrument très utile pour réaliser cet exercice.

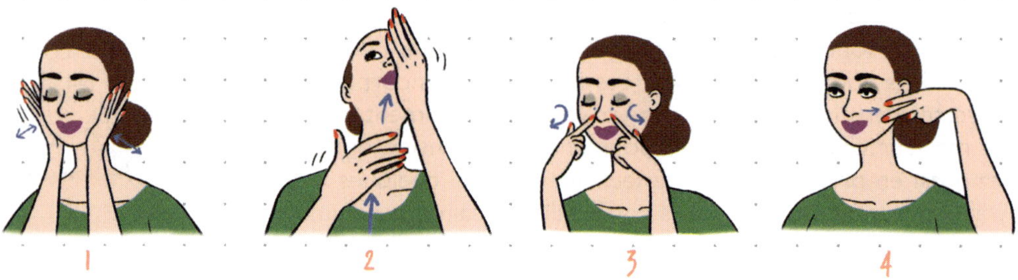

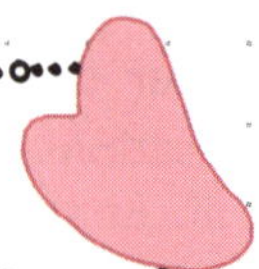

Les vertus du quartz rose

Selon la lithothérapie, ses vertus apaisantes offrent du réconfort aux peaux sèches et sensibles, atténuent les marques et les cicatrices de la peau et apaisent les blessures émotionnelles. Il facilite également l'élimination des toxines.

Mon petit déj' complet gut-friendly

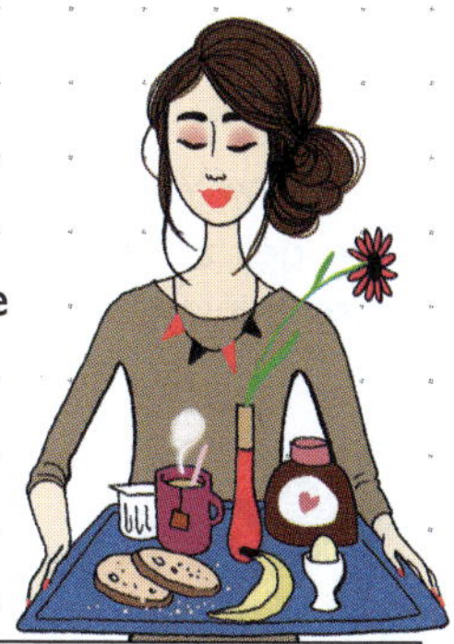

Riche en fibres, vitamines et protéines, votre petit déjeuner apporte le carburant nécessaire pour des journées bien rythmées, le tout sans perturber vos intestins parfois capricieux.
Misez sur les bons nutriments en suivant la règle toute simple du petit dej' #bellyfriendly…

L'assiette matinale parfaite

- $1/3$ de bons sucres via des céréales complètes et des fruits frais
- $1/3$ de fibres via un smoothie frais
- $1/3$ de protéines (pudding de graines de chia, œufs coque, jambon, saumon frais, yaourt)

Préparation
Arrosez le tout d'un bon thé vert ou blanc au pouvoir antioxydant pour donner un petit coup de peps à vos cellules.

Mon Smoothie belly friendly

Mélangez les ingrédients suivants dans un blender :

- ½ pomme
- 2 poignées d'épinards
- 1 branche de céleri
- 1 cm de gingembre
- 1 c. à s. de psyllium blond
- 1 c. à c. de pollen
- 1 verre d'eau filtrée ou d'eau de coco

Et dégustez ! Vous voilà à présent parée pour affronter votre emploi du temps de working girl !

Mes rituels sérénité au bureau

Je reste centrée sur mes priorités

En haut de votre To-do list, vous affichez votre bien-être en priorité. Que ce soit au travail ou dans votre vie perso, vous sentir alignée avec votre environnement est essentiel à votre équilibre.

3 tips infaillibles pour un bon équilibre vie pro/vie perso

Apprendre à dire non
Un nouveau dossier qui s'ajoute sur la pile ou un meeting vendredi à 17 heures alors que vous aviez prévu de sortir plus tôt du travail ? Déclinez poliment et simplement. Savoir imposer votre tempo est une marque de respect envers vous-même et permet de capitaliser vos efforts sur le long terme.

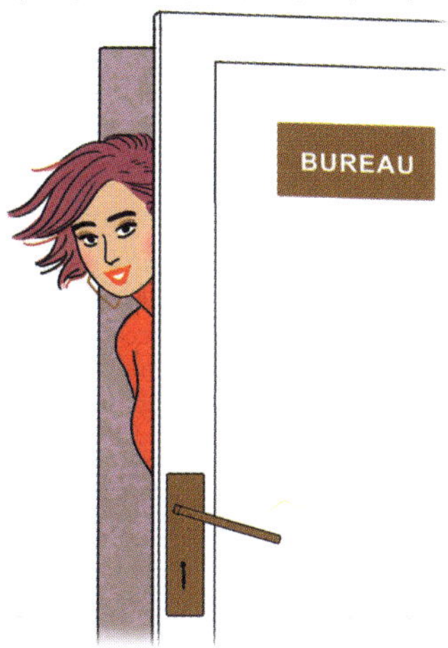

Terminer vos journées à la même heure
Éteindre votre ordinateur, couper votre téléphone pro sont des gestes IN-DIS-PEN-SABLES pour ne plus laisser le bureau parasiter vos fins de journée. Cet email marqué urgent attendra demain… comme tous les autres. Rappelez-vous, votre bien-être avant tout !

Faire une vraie pause dej'

Avec des amies ou seule si cela vous permet de recharger les batteries. Une pause d'une heure minimum est essentielle pour une bonne productivité.

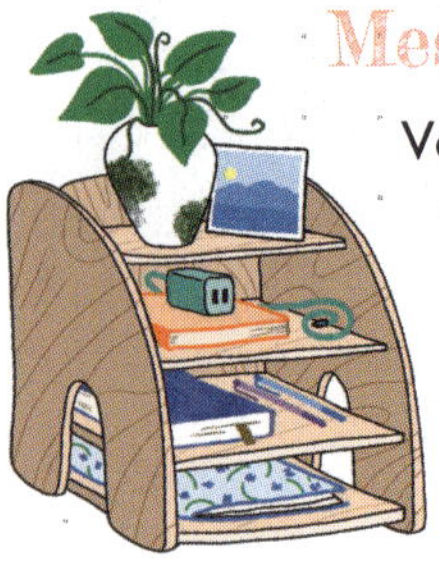

Mes exercices de respiration au bureau

Vous voyez parfois votre niveau de stress en alerte rouge. Mais vous avez plus d'un tour dans votre totebag. Au besoin, octroyez-vous 10 minutes de calme dans le parc d'à côté pour calmer votre état nerveux. Vous pouvez improviser un petit massage belly zen (voir p. 66) aux toilettes pour détendre votre ventre noué éventuellement couplé à une séance de respiration ci-dessous pour faire chuter la fréquence cardiaque, juste avant une grosse réunion. Technique imparable pour vous recentrer sur vous et vous connecter à votre belly.

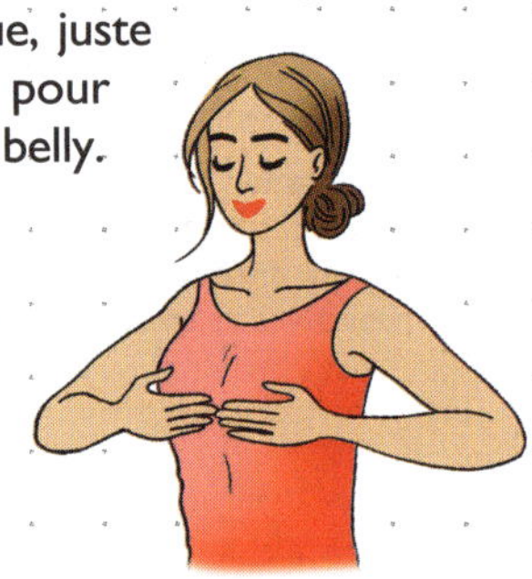

Ma respiration express anti-stress

Pour être zen et focus pendant une réunion un peu stressante, votre respiration est votre point d'ancrage, l'outil infaillible pour vous détendre et être plus efficace face à la surcharge de travail.
Les yeux fermés, inspirez jusqu'à 8, retenez votre souffle jusqu'à 5, puis expirez doucement jusqu'à 8. À répéter 10 fois.

2 idées de snacks gut-friendly pour la pause de 11 heures

SOS energy ball

En cas de petite faim, prenez 2 energy balls qui vous donneront un petit coup de boost sans vous alourdir…

Mon petit cosmeto'snack

Vous pouvez aussi choisir un encas riche en oméga-3 et en antioxydants, les nutriments tip top pour garder une jolie peau. Et comme vous connaissez bien votre cycle menstruel et suivez les préceptes du seed cycling (voir p. 75), vous avez toujours sur vous les graines qui accompagnent le mieux le fruit de saison que vous prenez en en-cas.

SOS energy ball

Ingrédients
- 10 dattes dénoyautées et préalablement trempées 2 heures dans de l'eau
- 1 c. à s. d'huile de coco
- 100 g de noix de cajou
- 1 c. à c. de cacao brut

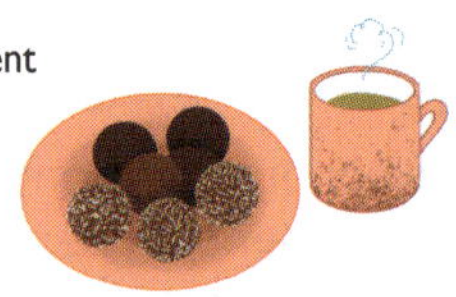

Préparation
Mixez le tout dans votre mixeur et faites plusieurs petites boules à la main. Laissez-les reposer au réfrigérateur minimum 2 heures.

Mon petit cosmeto'snack

Ingrédients
- 1 poignée d'amandes
- des graines de courge ou des graines de tournesol selon votre cycle (riches en oméga-3)
- 1 poignée de fruits rouges (antioxydants ++)

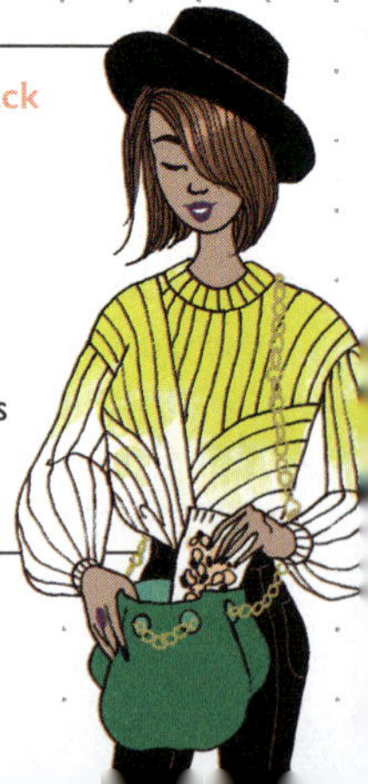

Ma pause sportive

Vous avez besoin de vous défouler au moins 2 fois par semaine. Le mardi midi, c'est piscine et le jeudi soir zumba entre copines. Faire swinguer vos intestins est essentiel pour garder un ventre plat en assurant un transit régulier et pour vous vider la tête.

Ma lunch box happy belly

Boycottez les frites toutes grasses de la cantine et optez pour le filet de poisson avec double ration de légumes verts s'il vous plaît. Mieux, au minimum 3 fois par semaine, apportez votre lunch box au bureau pour un déjeuner complet et ultrahealthy.

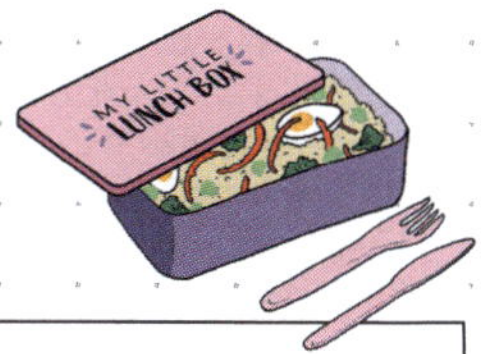

Au menu ?

- ○ 80 g de quinoa cuit
- ○ ½ poivron coupé en petits morceaux
- ○ ½ avocat
- ○ 2 œufs durs
- ○ 2 feuilles de chou kale coupées en lamelles

La petite sauce à ajouter last minute

- 1 c. à c. de purée d'avocat
- ½ jus de citron
- 2 c. a s. d'huile d'olive
- 1 c. à c. de vinaigre de cidre bio
- 1 c. à c. de graines de sésame

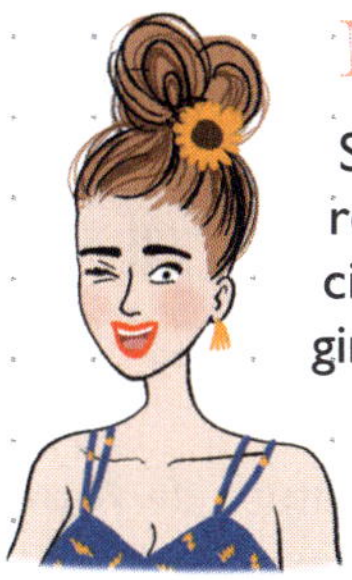

Mon petit remède naturo

Sur les conseils avisés de votre cahier, vous avez intégré pleins de petits reflexes et remèdes naturels pour bien vivre avec vos intestins parfois capricieux. En l'occurrence, vous avez toujours sur vous un petit morceau de gingembre frais, que vous mâchez après le repas pour faciliter le travail de la digestion ou lors de règles douloureuses pour détendre votre bidon crispé. Malgré son goût spicy, le gingembre est votre meilleur ami et vous sauvera la mise plus d'une fois !

Mes rituels good night

Je dîne léger pour une digestion facile

Afin d'assurer un sommeil réparateur, rien de tel qu'une digestion sereine. Préférez un dîner light et végétarien que vous prendrez idéalement avant 20 heures pour assurer une digestion optimale qui ne viendra pas perturber votre nuit paisible. Sweet dreams en perspective !

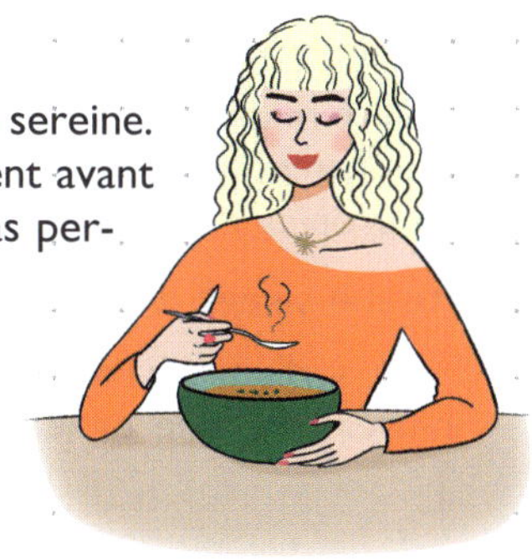

L'assiette type d'un dîner light

- 1 bol de soupe maison carottes + poivrons + cumin
- 1 petite salade de chou kale et quinoa + graines de grenade
- 2 petits carrés de chocolat noir à 85 % de cacao

Ma routine beauté du soir

Après une journée éreintante, passez en mode cocooning, avec un bon bain chaud, relaxant et réconfortant. Lumières tamisées, à la lueur de quelques bougies, faites couler votre bain accompagné de sels de bain DIY au pouvoir ultrazénifiant. N'oubliez pas de mettre une petite musique zen en fond pour faire le vide de vos pensées. Déconnection du boulot garanti !

Mes sels de bain DIY aroma & bien-être

Dans un petit bol, mixez les ingrédients suivants :

- 4 c. à s. de sels d'Epsom (riches en magnésium, ces sels sont un remède incontournable pour soulager contractures musculaires, courbatures et tensions de toutes sortes)
- 2 gouttes d'huile essentielle de lavande officinale (*Lavandula angustifolia*)
- 2 gouttes d'huile essentielle de géranium (*Pelargonium graveolens*)
- 2 gouttes d'huile essentielle de thym (*Thymus vulgaris*)

Mélangez bien les sels aux huiles essentielles pour qu'ils s'en imprègnent, versez le tout dans un bain bien chaud et plongez-y pour un moment ultrarelaxant.

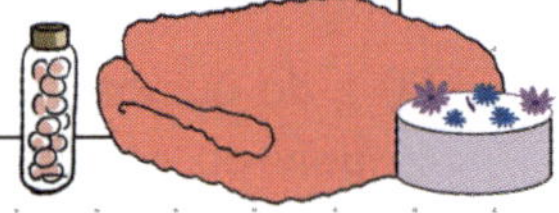

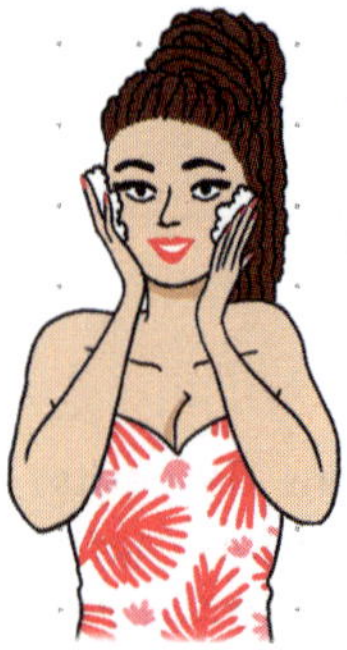

Opération démaquillage impeccable

Même si vous vous maquillez peu, le démaquillage est un geste sacré dans votre routine de belly girl. Ce geste permet de débarrasser les pores de toutes les impuretés, pollution, résidus de crème hydratante et autres microdéchets qui se seront déposés. La routine démaquillante est essentielle pour entretenir une peau jeune et jolie le plus longtemps possible. Préférez les formules nettoyantes dont l'origine est 100 % naturelle. Vous pouvez également opter pour un pain dermatologique (zéro déchet) qui fera très bien le taf sans vider votre porte-monnaie.

Mon soin réparateur

Sur peau propre et sèche, appliquez votre soin de nuit réparateur suivant la nature de votre peau. Les cellules de l'épiderme se renouvellent plus rapidement la nuit, c'est donc à ce moment précis qu'elles auront besoin d'un petit coup de pouce. Dès 30-35 ans, vous pouvez utiliser des formules « fermeté de la peau » riches en vitamines C et acide glycolique pour soutenir la réparation cellulaire et la production de collagène qui commence à décliner un tantinet dès cet âge. Il n'est jamais trop tôt pour intégrer les bons gestes !

Ma tisane nuit magique et ventre léger

Rien de pire qu'aller se coucher le bidon tendu et la digestion en vrac. Non seulement, cela pourrira vos nuits, mais la position couchée ne sera guère propice à bien assimiler tous les bons nutriments du dîner.

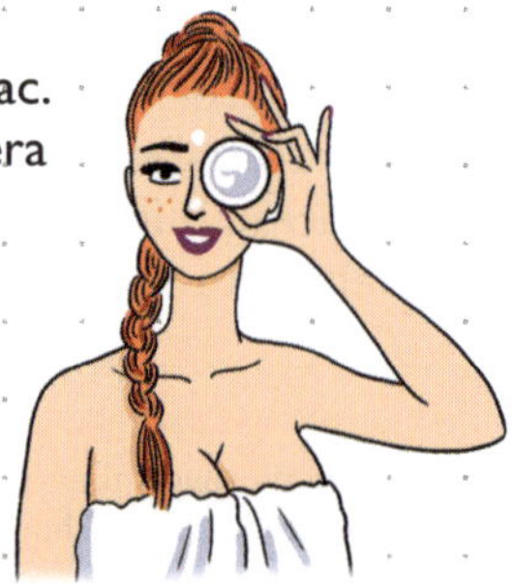

Ma tisane sweet dreams en 3 temps

1. 1 c. à s. d'un mélange de graines de fenouil et de graines d'anis à infuser dans une théière d'eau chaude

2. Humez ces vapeurs délicates et imprégnez-vous de ce moment de bien-être
3. Filtrez et dégustez 2 tasses 1 heure avant de dormir…

Mon massage belly zen

Pour faciliter la digestion, offrez-vous une petite minute de massage belly zen (voir la technique p. 66). Délestée des ballonnements et tensions, ce massage favorisera une digestion optimale et une nuit sereine.

Ma bedtime routine pour calmer mon mental

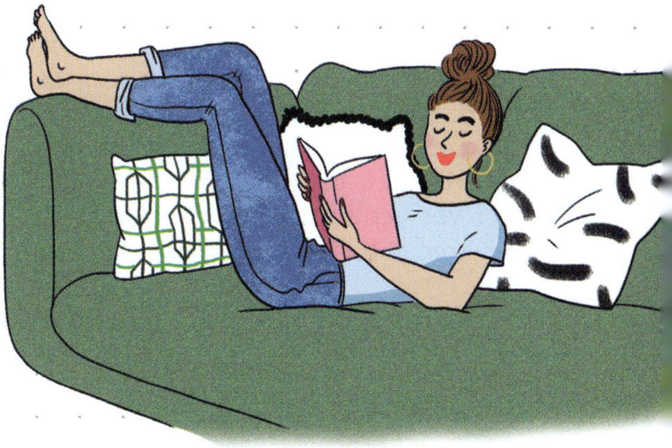

L'heure du dodo a sonné… mais pour une bonne transition et sombrer dans les bras de Morphée en douceur, réalisez ce petit rituel en 3 temps…

Switch off

Éteignez tous les écrans 2 heures avant de vous coucher pour diminuer l'effet excitant de la lumière bleue et garantir une meilleure qualité de votre sommeil. On arrête de scroller sur Insta ou TikTok et on se plonge à la place dans un bon bouquin.

Journaling

Dans votre lit, petit catch up avec vos émotions. Notez précieusement dans votre journal les émotions ressenties au cours de la journée. En 2, 3 coups de stylo, le journaling vous permettra de décortiquer ces émotions pour mieux les assimiler et les digérer afin de vous libérer de toute surcharge émotionnelle qui pourrait perturber votre tête ou votre ventre.

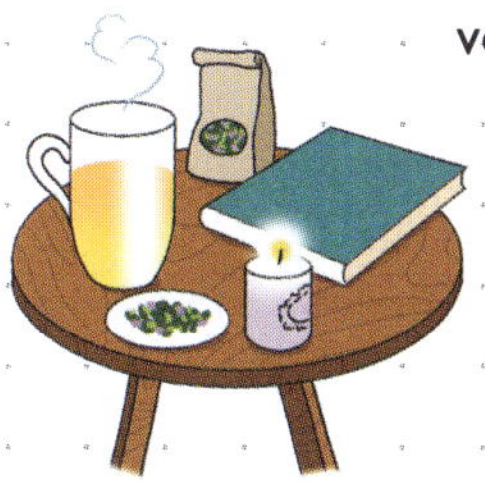

Méditation

Une petite séance de méditation de 10 minutes viendra ensuite clôturer cette belle et longue journée pour vous rééquilibrer. Effectuez un scan corporel avec un focus sur une zone particulière de votre corps (au hasard : le ventre) pour que celui-ci se dénoue et se détende. Sweet dreams, belly girl !

Mes rituels belly selfcare du week-end

Voici un miniprogramme qui devrait vite vous faire oublier votre addiction au portable grâce à des gestes pour prendre soin de vous. Zoom sur le planning du weekend d'une happy belly girl.

Repos et détente

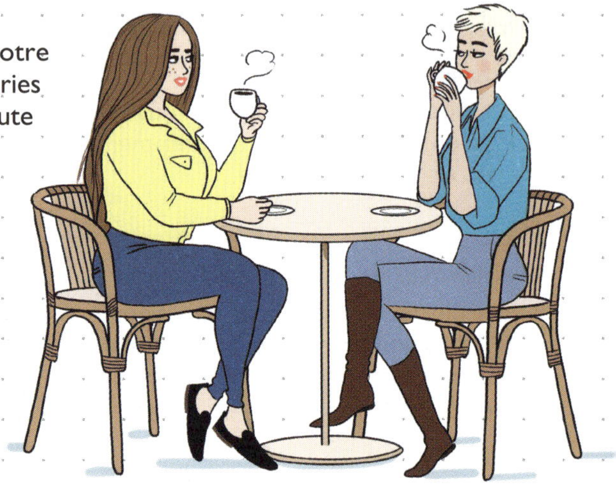

Le week-end, c'est la pause sacrée de votre semaine ! L'occasion de recharger vos batteries et de prendre une bouffée d'oxygène. Toute activité professionnelle sera donc proscrite de votre programme. Coupez ordinateur portable et téléphone pro et profitez de ces 48 heures pour vous reconnecter à vous-même en pratiquant ce que vous aimez. Une séance d'ecstatic dance, un cours de peinture, une virée à la campagne entre potes, un déjeuner en famille ou un apéro entre copines… quelles que soient vos activités, celles-ci doivent rimer avec fun, détente et plaisir.

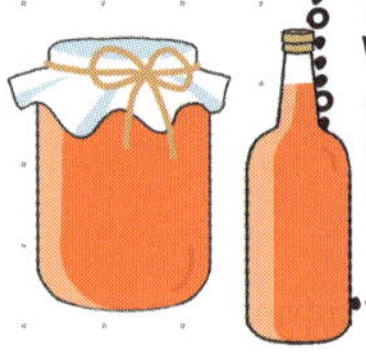

Tips pour une belly fétarde
Vous êtes une adepte des apéros entre copines mais ne digérez plus très bien l'alcool ? Le kombucha, cette boisson fizzy qui pétille dans le verre, accompagne à la perfection les soirées arrosées, les effets indésirables de l'alcool en moins (et les bienfaits sur le microbiote intestinal en plus !). Et si vraiment vous craquez, prenez soin de ne pas mixer les breuvages et d'alterner un petit cocktail avec un grand verre d'eau.

Je pratique le batch cooking

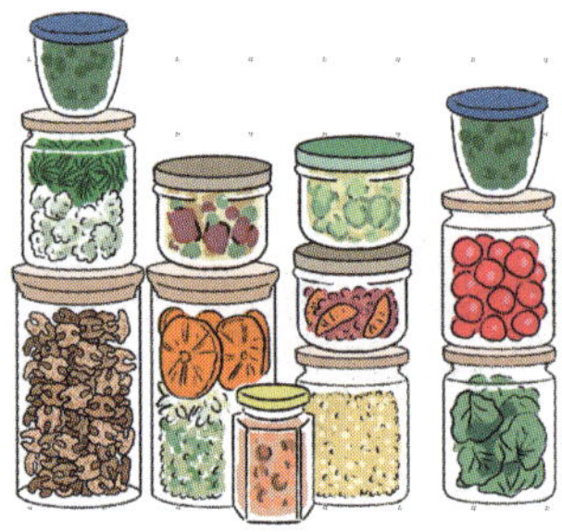

Cuisiner n'est pas trop votre truc ? Manque de temps et surtout la flemme ? Pourtant, toute belly girl qui se respecte mange sainement la plupart du temps (sans oublier les 20 % de spontanéité !). Du plat healthy au petit gâteau craquage, pensez à cuisiner au maximum avec des ingrédients frais et de qualité. Pour cela, adoptez le batch cooking, cette tendance healthy et technique d'organisation super maligne qui consiste tout simplement à préparer à l'avance et en plus grande quantité les ingrédients qui nécessitent un temps de préparation.

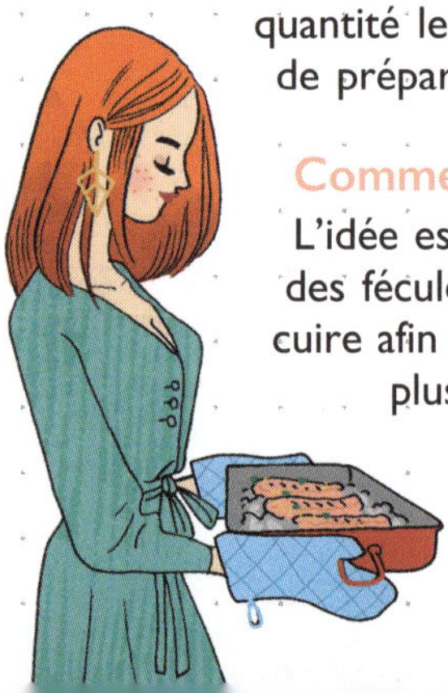

Comment ça marche ?

L'idée est de préparer à l'avance (par exemple le dimanche) des légumes et des féculents en quantité suffisante, de les éplucher, de les couper et de les cuire afin qu'ils soient tout prêts à mélanger et à assaisonner en prévision de plusieurs repas dans la semaine.

En pratique, au lieu de faire cuire une assiette de riz pour un seul repas, multipliez la dose de riz par 4 ou 5 pour en avoir suffisamment pour un poulet curry le lundi, pour l'accompagnement d'un filet de poisson le mardi et pour une salade de riz le mercredi.
Cette technique permet aussi d'avoir toujours à porter de main des aliments healthy (hello les energy balls, voir recette p. 68). C'est l'astuce antigrignotage imparable qui ne laisse aucune excuse pour craquer sur un paquet de chips !

Je me reconnecte à moi-même

En grande hypersensible, vous profitez de ces week-ends pour vous initier à de nouvelles pratiques qui vous aident à aiguiser votre intuition, à vous recentrer et à vous sentir sereine. Votre nouvelle passion ? Tirer les cartes et interpréter leurs messages. Hyperconnectée au cycle lunaire, vous vous intéressez aussi aux mouvements de cet astre et prenez note des fluctuations de votre humeur en fonction des mouvements de la Lune pour étudier leurs effets combinés sur votre cycle, sur vos rêves…

Les deux pieds ancrés sur terre, la tête dans les étoiles et le ventre connecté à votre intuition, vous avancez sereinement dans une vie trépidante. La vie d'une happy belly girl est riche d'expériences, bonnes et mauvaises, chacune apportant ce petit ingrédient nécessaire à construire sa vie et à maintenir ce précieux équilibre ! Grâce à cette routine Happy Belly, vous découvrez l'équilibre parfait entre vos ambitions et vos réels besoins pour définir ce qui est essentiel pour vous épanouir dans tous les domaines de votre vie.
Apprendre à écouter votre ventre est un voyage au cœur de votre être, en faisant le choix de respecter chaque jour votre bien-être et votre sérénité. Happy Belly life !

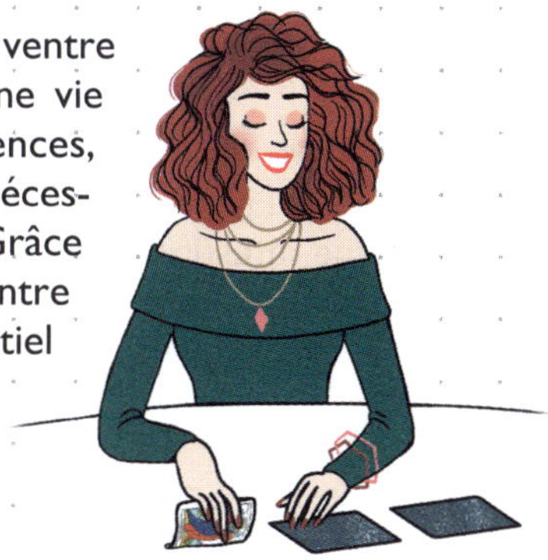

Carnet d'adresses

Les sites de l'auteur

www.thenaturalconsultation.com

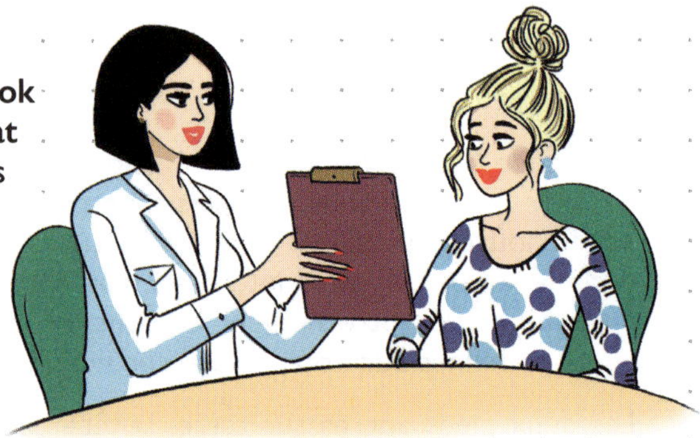

Méthode Reset – Protocole Nutrition + ebook des recettes de l'auteur, D^re^ Laure Hyvernat

Programme de nutrition personnalisé selon vos besoins (digestion, hormones, peau, vitalité, poids) pour opérer un reset de votre alimentation et intégrer des rituels bien-être dans votre quotidien. Suivez l'auteur également sur son compte Instagram : @dr.laurehyvernat et TikTok : @dr.laurehyvernat pour pleins d'inspirations Happy Belly.

Consultation de naturopathie

La D^re^ Laure Hyvernat (nutritionniste et naturopathe) est spécialisée en pathologies digestives (syndrome intestin irritable, déséquilibres du microbiote, Sibo), hormonales (SOPK, SPM), pathologies inflammatoires et problèmes de poids. Elle propose des consultations personnalisées sur Skype ou Facetime.

Mes petites applications préférées

Flo : pour connaître vos cycles menstruels sur le bout des doigts.
Méditer avec Petit BamBou : pour rythmer vos séances de méditation.
Down dog : pour des cours de yoga à personnaliser au gré de vos envies.

BIBLIOGRAPHIE

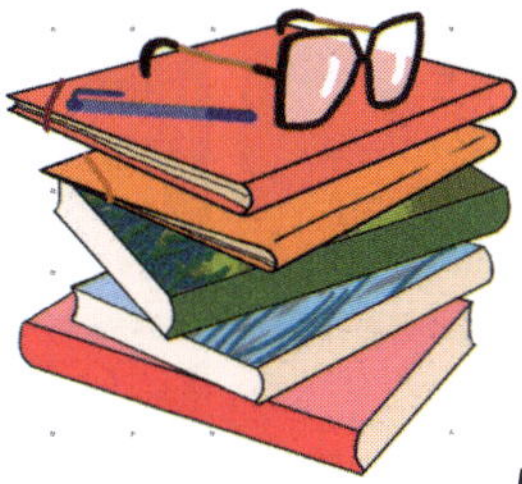

Mon cahier, Yoga du ventre d'Andréa Budillon, éditions Solar, 2020.
Mon cahier, Intuition de Linda Diguet, éditions Solar, 2021.
Mon cahier, Féminin sacré de Maëva Morin, éditions Solar, 2020.
Mon cahier, Lune d'Aurore Widmer, éditions Solar, 2019.
Super Attractor, La Puissance de la loi d'attraction en 52 cartes de Gabrielle Bernstein, Guy Trédaniel éditeur, 2021.
Le Pouvoir du moment présent de Eckhart Tolle, éditions J'ai lu, 2010.
La Beauté naturelle by GOOP, Gwyneth Paltrow, éditions Marabout, 2018.
Le Régime FODMAPS, Dr Sue Sheperd, éditions Marabout, 2020.
À fleur de pet de Dora Moutot, Guy Trédaniel éditeur, 2019.

Remerciements de l'auteur

À mon belly souvent à l'envers et qui, à sa façon, a su me guider sur ma voie et vers les meilleurs choix. Cette belle intuition, que j'apprends chaque jour à écouter pour rester connectée à ma véritable nature.
À l'amour, la passion et l'énergie qui m'ont habitée durant l'écriture de cet ouvrage et ont fait swinguer les mots sur le papier.
À mes anges et petites étoiles qui me guident vers ma vérité.
À tous mes proches pour leur soutien inconditionnel et si précieux, qui vivent ma passion avec moi et testent sans hésiter tous mes protocoles, même les plus farfelus, en parfaits petits cobayes.
À toute l'équipe des éditions Solar, et tout particulièrement Juliette Collonge qui a rythmé mes premiers pas d'auteur avec bienveillance.
À toi chère lectrice, happy belly girl en devenir, qui, je le souhaite de tout cœur, saura trouver des solutions dans ce livre. Si l'envie te vient de partager avec moi ton ressenti, tes petites recettes, rituels et autres initiations à la méthode Happy Belly, tu peux m'écrire un petit message via mon compte Instagram @dr.laurehyvernat ou par email doctor@thenaturalconsultation.com. N'hésite pas à suivre mes tips #happybelly sur les réseaux sociaux : @dr.laurehyvernat.

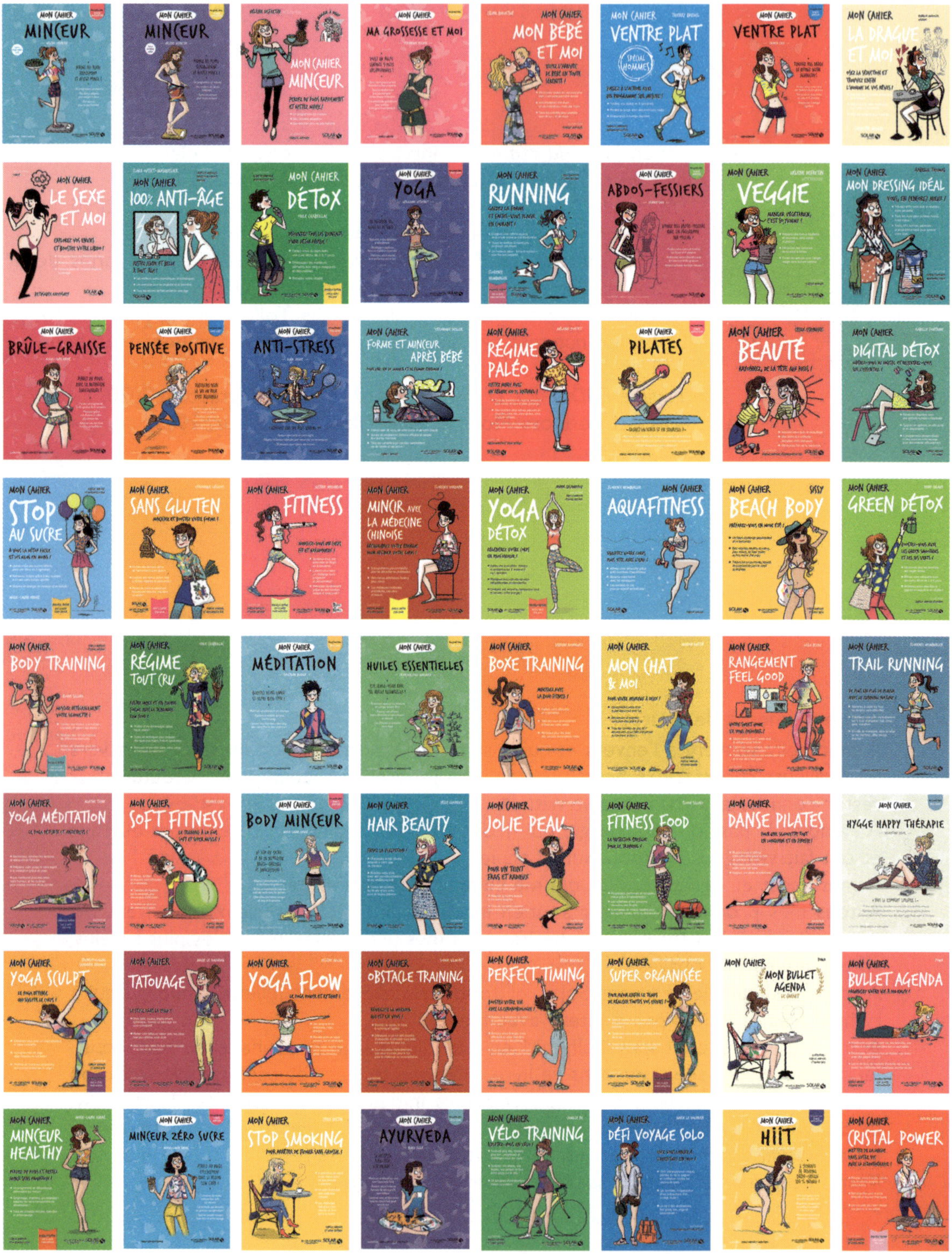
MON CAHIER MINCEUR
MON CAHIER MINCEUR
MON CAHIER MINCEUR
MON CAHIER MA GROSSESSE ET MOI
MON CAHIER MON BÉBÉ ET MOI
MON CAHIER VENTRE PLAT
MON CAHIER VENTRE PLAT
MON CAHIER LA DRAGUE ET MOI
MON CAHIER LE SEXE ET MOI
MON CAHIER 100% ANTI-ÂGE
MON CAHIER DÉTOX
MON CAHIER YOGA
MON CAHIER RUNNING
MON CAHIER ABDOS-FESSIERS
MON CAHIER VEGGIE
MON CAHIER MON DRESSING IDÉAL
MON CAHIER BRÛLE-GRAISSE
MON CAHIER PENSÉE POSITIVE
MON CAHIER ANTI-STRESS
MON CAHIER FORME ET MINCEUR APRÈS BÉBÉ
MON CAHIER RÉGIME PALÉO
MON CAHIER PILATES
MON CAHIER BEAUTÉ
MON CAHIER DIGITAL DÉTOX
MON CAHIER STOP AU SUCRE
MON CAHIER SANS GLUTEN
MON CAHIER FITNESS
MON CAHIER MINCIR AVEC LA MÉDECINE CHINOISE
MON CAHIER YOGA DÉTOX
MON CAHIER AQUAFITNESS
MON CAHIER BEACH BODY
MON CAHIER GREEN DÉTOX
MON CAHIER BODY TRAINING
MON CAHIER RÉGIME TOUT CRU
MON CAHIER MÉDITATION
MON CAHIER HUILES ESSENTIELLES
MON CAHIER BOXE TRAINING
MON CAHIER MON CHAT & MOI
MON CAHIER RANGEMENT FEEL GOOD
MON CAHIER TRAIL RUNNING
MON CAHIER YOGA MÉDITATION
MON CAHIER SOFT FITNESS
MON CAHIER BODY MINCEUR
MON CAHIER HAIR BEAUTY
MON CAHIER JOLIE PEAU
MON CAHIER FITNESS FOOD
MON CAHIER DANSE PILATES
MON CAHIER HYGGE HAPPY THÉRAPIE
MON CAHIER YOGA SCULPT
MON CAHIER TATOUAGE
MON CAHIER YOGA FLOW
MON CAHIER OBSTACLE TRAINING
MON CAHIER PERFECT TIMING
MON CAHIER SUPER ORGANISÉE
MON CAHIER MON BULLET AGENDA
MON CAHIER BULLET AGENDA
MON CAHIER MINCEUR HEALTHY
MON CAHIER MINCEUR ZÉRO SUCRE
MON CAHIER STOP SMOKING
MON CAHIER AYURVEDA
MON CAHIER VÉLO TRAINING
MON CAHIER DÉFI VOYAGE SOLO
MON CAHIER HIIT
MON CAHIER CRISTAL POWER

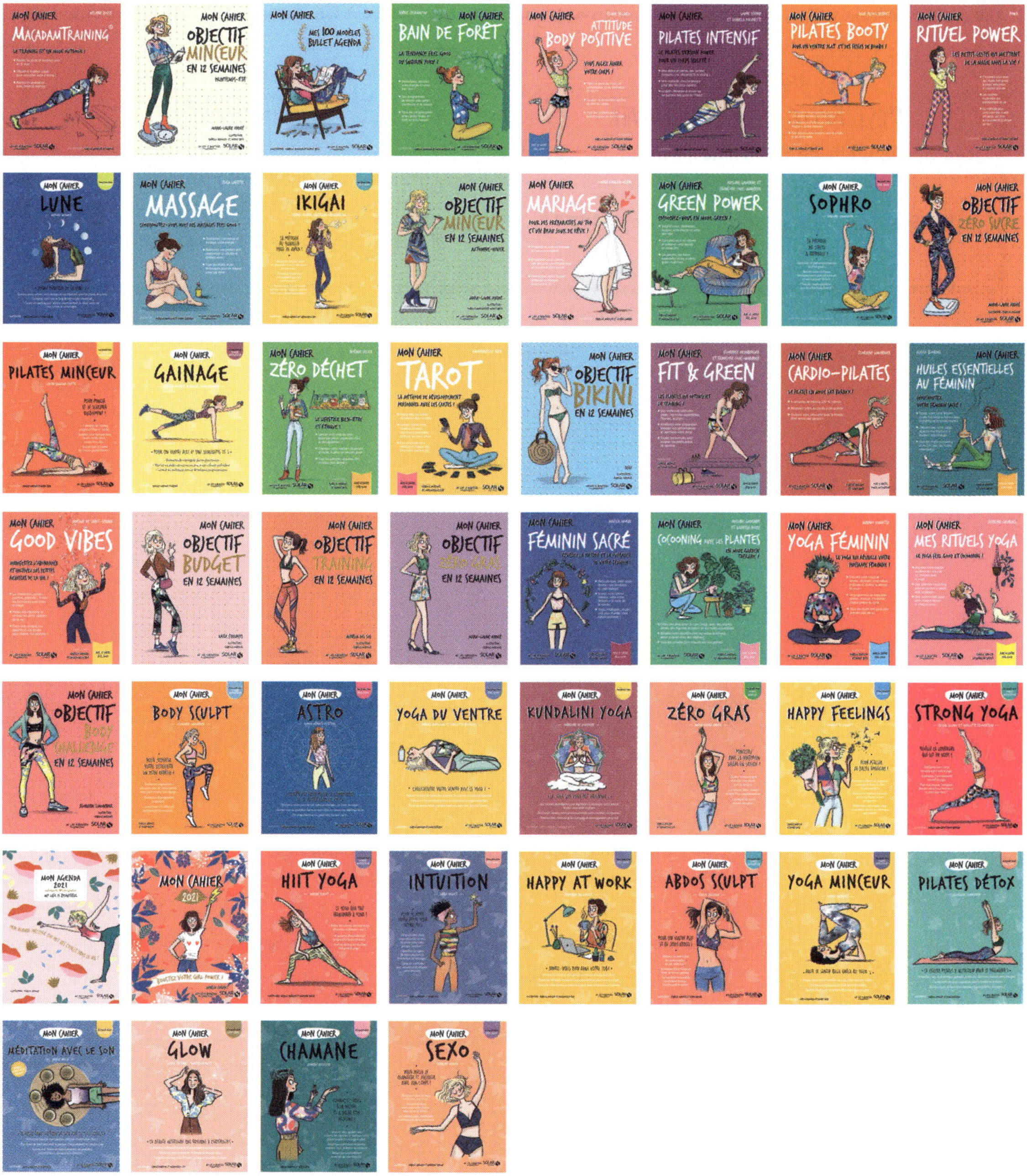
MON CAHIER MacadamTraining
MON CAHIER OBJECTIF MINCEUR EN 12 SEMAINES
MON CAHIER MES 100 MODÈLES BULLET AGENDA
MON CAHIER BAIN DE FORÊT
MON CAHIER ATTITUDE BODY POSITIVE
MON CAHIER PILATES INTENSIF
MON CAHIER PILATES BOOTY
MON CAHIER RITUEL POWER
MON CAHIER LUNE
MON CAHIER MASSAGE
MON CAHIER IKIGAI
MON CAHIER OBJECTIF MINCEUR EN 12 SEMAINES
MON CAHIER MARIAGE
MON CAHIER GREEN POWER
MON CAHIER SOPHRO
MON CAHIER OBJECTIF ZÉRO SUCRE EN 12 SEMAINES
MON CAHIER PILATES MINCEUR
MON CAHIER GAINAGE
MON CAHIER ZÉRO DÉCHET
MON CAHIER TAROT
MON CAHIER OBJECTIF BIKINI EN 12 SEMAINES
MON CAHIER FIT & GREEN
MON CAHIER CARDIO-PILATES
MON CAHIER HUILES ESSENTIELLES AU FÉMININ
MON CAHIER GOOD VIBES
MON CAHIER OBJECTIF BUDGET EN 12 SEMAINES
MON CAHIER OBJECTIF TRAINING EN 12 SEMAINES
MON CAHIER OBJECTIF ZÉRO GRAS EN 12 SEMAINES
MON CAHIER FÉMININ SACRÉ
MON CAHIER COCOONING AVEC LES PLANTES
MON CAHIER YOGA FÉMININ
MON CAHIER MES RITUELS YOGA
MON CAHIER OBJECTIF BODY CHALLENGE EN 12 SEMAINES
MON CAHIER BODY SCULPT
MON CAHIER ASTRO
MON CAHIER YOGA DU VENTRE
MON CAHIER KUNDALINI YOGA
MON CAHIER ZÉRO GRAS
MON CAHIER HAPPY FEELINGS
MON CAHIER STRONG YOGA
MON AGENDA 2021
MON CAHIER 2021
MON CAHIER HIIT YOGA
MON CAHIER INTUITION
MON CAHIER HAPPY AT WORK
MON CAHIER ABDOS SCULPT
MON CAHIER YOGA MINCEUR
MON CAHIER PILATES DÉTOX
MON CAHIER MÉDITATION AVEC LE SON
MON CAHIER GLOW
MON CAHIER CHAMANE
MON CAHIER SEXO

LES BEAUTIFUL GIRLS,
C'EST TOUTE UNE COMMUNAUTÉ !
Retrouvez plein de bonus, de conseils feel good,
des recettes, des trainings,
et des actus tendance MADE BY MON CAHIER !

Un lieu rien que pour vous :
http://mylifeisbeautiful.fr/

Une communauté de filles stylées :
VOUS DÉCHIREZ
mylifeisbeautiful.fr mylifeisbeautiful.fr

Direction : Jean-Louis Hocq
Direction éditoriale : Marion Guillemet-Bigeard
Directrice de collection : Juliette Collonge
Édition : Gwladys Greusard
Conception et mise en couleur de la couverture : Stéphanie Brepson
Rabats : Sophie Delannoy
Mise en pages: Nord Compo
Fabrication : Laurence Duboscq

ISBN : 978-2-263-17401-8
Code éditeur : L17401
Dépôt légal : Septembre 2021

Imprimé en France par Clerc
94, rue de la Brasserie, 18200 Saint-Amand-Montrond

Solar, un département d'édi8
92, avenue de France
75013 Paris